E. LESACHER & M.-A.-A. MARESCHAL

NOUVELLE BOTANIQUE

MÉDICALE

COMPRENANT LES PLANTES DES JARDINS ET DES CHAMPS

SUSCEPTIBLES D'ÊTRE EMPLOYÉES DANS L'ART DE GUÉRIR,

DE LEURS VERTUS ET DE LEURS DANGERS, D'APRÈS LES ANCIENS AUTEURS

ET LES AUTEURS MODERNES,

AVEC PLANCHES

dessinées et peintes d'après nature, puis chromo-lithographiées

PAR

M.-A.-A. MARESCHAL

Planches entièrement inédites

TOME SECOND.

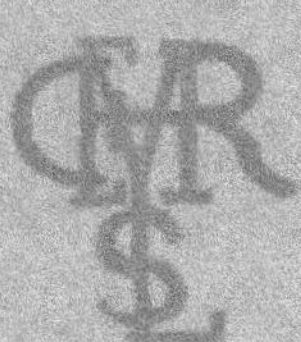

PARIS

LIBRAIRIE R. SIMON

8, quai Voltaire, 8

1878

NOUVELLE BOTANIQUE

MÉDICALE.

E. LESACHER & M.-A.-A. MARESCHAL

NOUVELLE BOTANIQUE
MÉDICALE

COMPRENANT LES PLANTES DES JARDINS ET DES CHAMPS
SUSCEPTIBLES D'ÊTRE EMPLOYÉES DANS L'ART DE GUÉRIR,
DE LEURS VERTUS ET DE LEURS DANGERS, D'APRÈS LES ANCIENS AUTEURS
ET LES AUTEURS MODERNES,

AVEC PLANCHES

dessinées et peintes d'après nature, puis chromo-lithographiées,

PAR

M.-A.-A. MARESCHAL

———

Planches entièrement inédites.

———

TOME SECOND.

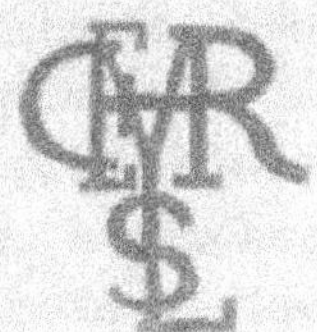

PARIS
LIBRAIRIE E. SIMON,
9, quai Voltaire, 9.
—
1878.

BÉTOINE.

BETONICA OFFICINALIS.

Famille des Labiées.

Étym. : D'après Pline, le nom de BETONICA viendrait des VETONS ou BETONS, ancien peuple d'Espagne, auquel on attribue la découverte de cette plante.

Syn. vulg. : Bétoine officinale, Bétoine-vulgaire-pourpre, Bétoine-pourpre, Bétoine-Bettate.

Plante herbacée, vivace. Racine noueuse, brunâtre, de la grosseur du petit doigt, coudée, fibreuse. Tige simple, de 30 à 60 centim., droite, carrée, raide, pubescente, ne portant qu'une ou deux paires de feuilles opposées dans ses deux tiers supérieurs. Feuilles la plupart radicales, longuement pétiolées, ovales-oblongues, obtuses, cordées à la base, crénelées, plus ou moins velues, les supérieures plus étroites, brièvement pétiolées ou subsessiles. Fleurs purpurines, en glomérules disposés en un épi oblong assez grêle, interrompu à la base. Calice tubuleux, poilu en dedans, à dents acérées. Corolle bilabiée, à tube allongé beaucoup plus long que le calice. Étamines 4, didynames, anthères noirâtres. Ovaire quadrilobé, style simple.

Cette plante fleurit de juin à septembre. Elle est commune dans les endroits ombragés, les taillis, lisières et clairières des bois. On peut la récolter pendant toute la belle saison, mais elle a plus de force lorsqu'elle est soumise à la dessiccation avant la floraison.

La Bétoine, quoique sensiblement inodore, exhale une odeur pénétrante qui incommode ceux qui la récoltent en grande quantité ; sa saveur est amère, légèrement acerbe et comme salée.

Dioscoride et *Galien* ont exalté ses vertus puissantes et variées. *Antonius Musa*, ou plutôt *Lucius Apulée*, médecin de l'empereur Auguste, a fait un traité de la Bétoine qu'il fait précéder du début apologétique suivant, qui est très-curieux :

« La Bétoine, dit-il, croît dans les prés, les bois et les taillis. Elle contregarde et les âmes et les corps des personnes, ainsi que ceux qui vont de nuit, de tous charmes et dangers. Elle préserve aussi les lieux sacrés et les cimetières des esprits malins et des visions étranges, et finalement cette herbe est sainte en toutes choses. »

La Bétoine était employée contre la jaunisse, l'épilepsie, la paralysie et la sciatique. Prise dans du vin blanc, la Bétoine apaisait les douleurs de reins ; ses feuilles, pilées et appliquées en cataplasme, agglutissaient subitement les plaies de la tête ; un cataplasme de ses feuilles avec de la graisse de porc faisait suppurer et guérissait les furoncles ; ses feuilles, pilées avec du sel, guérissaient les ulcères et les chancres. Les feuilles broyées, bues au poids de 3 drachmes (3 gros) trois jours durant, avec du lait de chèvre, étanchaient le crachement de sang ; prises avec même mesure de vin vieux, elles étaient bonnes pour les chutes, etc., etc.

Elle était également propre pour guérir la migraine, les engourdissements et les étourdissements, contre la goutte et les rhumatismes. On prenait alors, par parties égales, de la Bétoine, du Chamœpytis et de la seconde écorce de Scordium séchées ; on faisait infuser le tout dans l'eau, comme le Thé, et on en prenait trois ou quatre fois par jour en continuant pendant longtemps. Le même remède était également propre aux tremblement des membres aussi bien qu'aux ulcères internes, il facilitait l'expectoration et la sortie de toutes sortes de matières purulentes.

Pourtant, cette plante, dont la culture avait été recommandée par les capitulaires de Charlemagne, est aujourd'hui tout-à-fait négligée, et c'est à peine si elle est connue dans les officines de pharmacie.

Cependant, la BÉTOINE a des principes toniques, excitants et fébrifuges ; on l'emploie avec succès dans les fièvres tierces et intermittentes, les affections muqueuses et les catarrhes chroniques, dans les troubles du cerveau, les débilités de l'estomac, les obstructions du foie et des viscères abdominaux. C'est du moins ce que nous apprennent quelques praticiens modernes.

La poudre des feuilles s'emploie comme *sternutatoire*, pour combattre les maux de tête nerveux.

Celle des racines, à la dose de 1 à 3 grammes, pour obtenir des évacuations de l'estomac et des intestins.

La BÉTOINE se prépare aussi en infusion, à la dose de 10 à 20 grammes de feuilles et fleurs par litre d'eau.

Ses feuilles se fument comme du tabac.

La racine est regardée comme émétique et purgative.

Au point de vue industriel, cette plante n'est pas sans mérite ; elle communique aux laines, après qu'elles ont été imprégnées d'une légère dissolution de bismuth, une couleur brune, belle et solide.

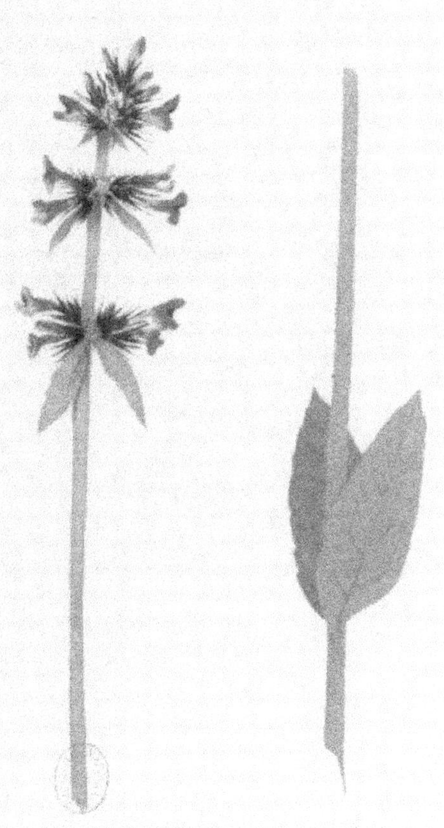

BETOINE.

BETONICA OFFICINALIS.

BARBARÉE.

ERYSIMUM BARBAREA.

Famille des Crucifères.

Étym. : De BARBARA, dédié à sainte Barbe.

Syn. vulg. : Herbe-de-sainte-Barbe, Herbe-au-Charpentier, Herbe-de-saint-Julien, Herbe-de-sainte-Marguerite, Cresson-de-terre, Cresson vivace, Girarde jaune, Julienne jaune, Rondotte, la Roquette privée, la Grande-Roquette, la Roquette à trois nervures.

Plante vivace, herbacée, de 30 à 60 cent. de hauteur. Tiges dressées, glabres, rameuses supérieurement. Feuilles sessiles, les inférieures assez grandes, lyrées, à lobe terminal très-ample, oblong, suborbiculaire, légèrement cordé à la base; les supérieures obovales dentées. Fleurs jaunes, petites, en grappes terminales. Calice à 4 sépales dressés, non gibbeux. Corolle à 4 pétales en croix. Etamines 6, dont 2 plus courtes que les 4 autres. Stigmate entier ou légèrement échancré. Siliques courtes, terminées par un bec allongé.

La Barbarée croît dans les lieux humides herbeux, le long des ruisseaux et des fossés, ainsi que dans les endroits cultivés, où elle fleurit d'avril à juin. — Dans les jardins, on rencontre quelquefois une variété à fleurs doubles de cette plante, cultivée sous le nom de Girarde jaune, Julienne jaune.

Toutes les parties de la Barbarée ont un goût piquant mêlé d'amertume analogue à celui du Cresson, qu'elle peut remplacer comme plante antiscorbutique ou comme plante économique.

Nos pères, qui étaient grands amateurs des simples, faisaient beaucoup de cas des qualités détersives et vulnéraires de la Barbarée, ainsi que de ses qualités diurétiques.

Lorsque l'on veut employer cette plante comme antiscorbutique, il faut recueillir les feuilles vertes, les écraser et en exprimer le jus, que l'on boit par demi-verre.

Les semences passent pour être apéritives; dans quelques contrées, on les fait infuser dans du vin blanc pour cet usage.

Toute la plante, contusée et macérée dans de l'huile d'olive, est un excellent baume pour les blessures.

Les feuilles se mangent en salade; il est facile, du reste, de se les procurer fraîches une grande partie de l'année; il suffit de semer dans un jardin quelques graines de BARBARÉE le long d'une plate-bande assez humide, et de ne jamais laisser fleurir la plante, ainsi que nous l'avons vu faire dans quelques villages.

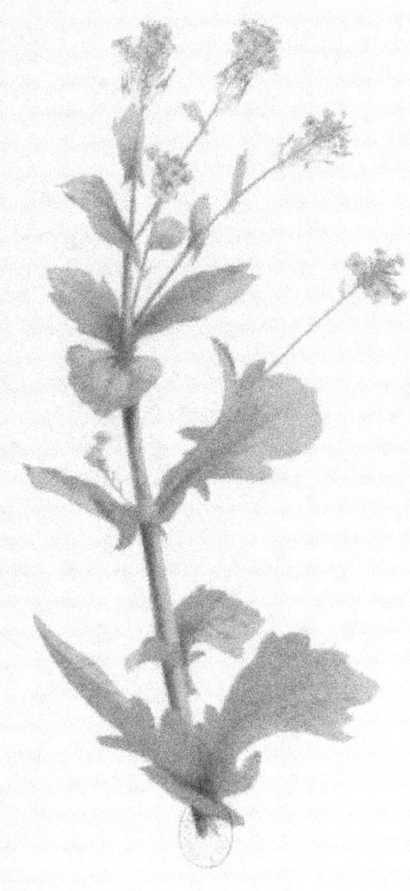

BARBARÉE.

ERYSIMUM BARBAREA.

ÉPINE-VINETTE.

BERBÉRIS VULGARIS.

Famille des Berbéridées.

Etym. : Vient, selon les uns, du grec ΒΕΡΒΕΡΙ (coquille), à
cause de la forme des pétales ; selon d'autres, du syriaque
Berber : étranger.

Syn. vulg. : Berbéris, Vinettier, Chivafou, Épine-Aigrette, la
Vinette, la Verre-Vinette.

Arbrisseau de 1 à 3 mètres, formant des buissons
touffus. Tiges dressées, jaunâtres, à rameaux diffus,
de couleur cendrée. Feuilles alternes, oblongues-
obovales, à bords munis de dents très-aiguës, formant
d'abord des espèces de petites rosettes accompagnées
d'aiguillons. Fleurs jaunes, en grappes pluriflores
pendantes, qui naissent du centre des fascicules de

feuilles. Calice à 6 sépales pétaloïdes, corolle à 6 pétales d'un jaune soufre, à glandes basilaires-oblongues, d'un jaune orangé.

Étamines 6, insérées entre deux glandes à la base de chaque pétale. Lors de la fécondation, les étamines, qui sont cachées dans la concavité des pétales, présentent un phénomène curieux, elles se redressent l'une après l'autre pour venir répandre leur pollen sur le stigmate. Leur irritabilité paraît être analogue à celle de la sensitive, car lorsqu'on irrite le filament par le contact d'une aiguille, elles se rejettent sur le pistil. Les insectes qui vont puiser le miel sécrété par les glandes situées à la base des pétales, produisent le même effet et favorisent ainsi l'émission du pollen.

Baies oblongues, d'un beau rouge, ordinairement à deux graines.

L'Épine-vinette croît dans les haies et les buissons, fréquemment plantée dans les parcs. Elle fleurit mai-juin et fructifie en septembre-octobre.

Toutes les parties de l'Épine-vinette sont employées avec avantage. Les fruits contiennent une pulpe molle, mucilagineuse, rafraîchissante. Le principe muqueux s'y trouve combiné avec les acides malique et sorbique. Depuis très-longtemps, la médecine domestique en fait usage pour tempérer et rafraîchir le sang dans les fièvres inflammatoires et bilieuses, pour apaiser l'irritation des intestins et des voies urinaires.

Les feuilles, douées d'une saveur acide analogue à celle de l'oseille, ont été employées en décoction dans le scorbut et dans quelques espèces de dyssenteries.

La racine de l'ÉPINE-VINETTE contient deux principes amers cristallisables : la *Berbérine* et l'*Oxyacanthine*. On la regarde comme un bon fondant dans les embarras du foie et de la rate. Elle est légèrement purgative.

On prépare, avec les fruits de cet arbrisseau, des conserves, du sirop, des confitures délicates et saines. On confit, pour l'usage de la table, des grappes d'ÉPINE-VINETTE dans du sucre. La limonade faite avec les baies est comme celle préparée avec l'Alleluia, à la fois simple, agréable et économique, et supérieure, paraît-il, à celle que l'on fait avec le Citron.

La décoction de l'écorce intérieure de la racine ou de la tige a été employée, à la dose de 4 gr. pour 500 gr. d'eau, dans l'hydropisie.

« Le vin d'ÉPINE-VINETTE, dit *Matthiole*, fait mourir les vermines du ventre, principalement si on le mêle avec eau de Pourpier ou d'Aurone et un peu de sucre. Il sert à ceux qui crachent le sang et raffermit les dents qui branlent, en les fomentant souvent du dit vin et les gencives aussi. »

» Étant gargarisé, il résout les inflammations du palais et de la gorge. Il soude les plaies fraîches et dessèche les vieux ulcères. »

Au point de vue économique, l'Épine-vinette rend encore d'utiles services.

Dans certaines contrées, sa racine et son écorce, macérées dans une lessive alcaline, servent à teindre en jaune le cuir, la laine, l'ivoire et le bois.

Le suc des baies donne une couleur d'un beau rose pour laine, soie et coton; sans mordant, les fruits teignent brun de cannelle très-brillant sur soie. (Duchesne.)

La racine est employée en marqueterie.

Par le grand nombre de ses tiges et de ses rameaux épineux, l'Épine-vinette est très-propre à former des clôtures autour des champs et des jardins, et cela est d'autant plus facile que tous les terrains paraissent lui convenir.

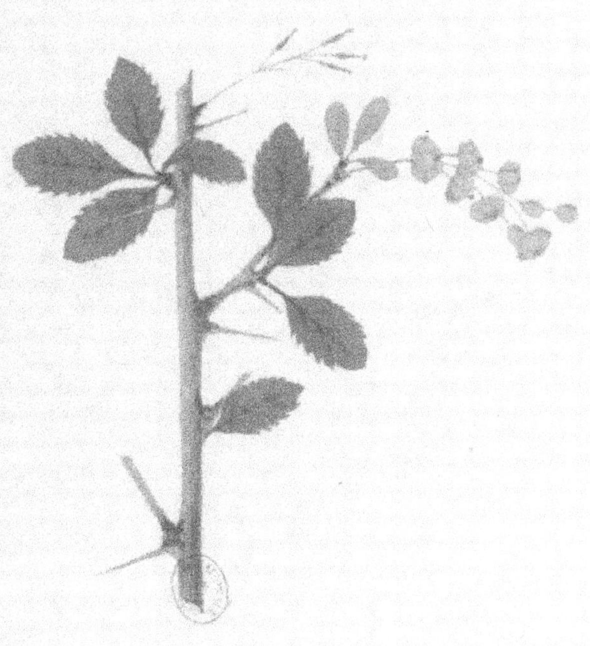

EPINE-VINETTE.
BERBERIS VULGARIS.

MÉLISSE.

MELISSA OFFICINALIS.

Famille des Labiées.

Étym.: Le mot MÉLISSE vient du grec MELISSOPHYLLON, qui
signifie feuilles à miel, parce que les abeilles aiment l'odeur
de la plante.

Syn. vulg.: Mélisse-des-Jardins, Citronelle, Citronade, Herbe-
de-Citron, Piment-des-Ruches, Ponchirade, Celine, Mélisse-
Citronée, Piment-des-Mouches-et-des-Abeilles, Poncirade,
Thé-de-France, Mélisse-citronée, Mélisse-commune.

Plante vivace plus ou moins pubescente. Tiges de 60
à 80 cent., dressées, plus ou moins rameuses. Feuilles
ovales, grossièrement dentées, pétiolées, moins vertes
en-dessous qu'au-dessus. Fleurs blanches disposées en
verticelles ou glomérules axillaires, munies de bractées
et regardant toutes du même côté. Calice tubuleux
assez ample, à lèvre supérieure tronquée 3-dentée, à
divisions de la lèvre inférieure lancéolées, terminées

en pointe presque épineuse. Corolle à tube arqué ascendant au-dessus de la base dépassant le calice, bilabiée ; à lèvre supérieure droite, presque plane ou un peu concave, émarginée ; à lèvre inférieure étalée, à 3 lobes, le moyen plus grand, souvent émarginé. Étamines 4, distantes, plus ou moins conniventes sous la lèvre supérieure de la corolle, les inférieures plus longues. Ovaire quadrilobé.

La Mélisse officinale est originaire de l'Europe méridionale et de l'Asie moyenne. Elle est quelquefois subspontanée au voisinage des habitations. On la cultive dans les jardins, où elle fleurit de juin à septembre. Elle se récolte un peu avant la floraison, qui arrive à la fin de mai. Selon *Mérat*, la Mélisse, en vieillissant, acquiert une odeur de punaise. C'est pour cette raison qu'il conseille de la récolter de bonne heure.

Cette espèce de Mélisse est la plus connue, la plus recherchée pour son odeur agréable et ses propriétés médicinales. *Dioscoride* et les anciens Grecs la nommaient Melissophyllon (feuille de miel) ; on lui donne aussi le nom vulgaire de Citronelle, à cause de l'odeur aromatique, approchant de celle du citron, qui s'exhale de ses feuilles. Elle partage du reste ce dernier nom avec l'Aurone (Artemisia abrotanum).

La Mélisse a été connue des Grecs et des Latins,

mais les Arabes et *Avicenne*, médecin qui vivait au
xiᵉ siècle, paraissent être les premiers qui en ont connu
les propriétés. Depuis cette époque, le temps n'a point
atténué sa réputation. C'est un des meilleurs toniques,
stimulants et antispasmodiques que nous possédions.
En effet, la Mélisse ranime les fonctions de l'estomac,
tonifie les forces générales, stimule les actions vitales,
et par suite est très-propre à dissiper les vertiges, la
migraine, la défaillance, la syncope, les étourdissements pour cause nerveuse ou sans complication de
coup de sang ou même de pléthore. On la conseille
aussi dans l'asthme humide, le catharre chronique,
dans la goutte vague, le rhumatisme ancien. Son infusion théiforme est d'un usage très-utile contre l'inap-
pétence, les indigestions et les flatuosités.

Elle se prend à la dose de 4 à 12 gr. (feuilles sèches)
par litre d'eau. Son usage en a été recommandé, le
matin à jeun, en guise de Thé, aux vieillards gras et
apathiques.

C'est la meilleure manière d'employer cette plante.

On prépare aussi, avec la Mélisse, un alcoolat composé (Eau des Carmes), il se prend à la dose de 1 à 4 gr.
en potion ou sur un morceau de sucre.

Cette plante a donné lieu à diverses préparations ; son
infusion dans le vin du Rhin, par exemple, a été recom-

mandée comme un remède spécial pour remonter les
forces vitales, pour donner aux hommes fatigués et déjà
vieux une sorte de vigueur juvénile. Il est vrai de dire
que cette recette remonte à *Paracelse*, alchimiste suisse.

On rencontre dans les bois une autre labiée appelée
la MÉLISSE BATARDE, qui est le Melitis Melissophyllum,
vulgairement nommée : Mélisse-des-Bois ou des Montagnes, Mélisse sauvage, Mélisse puante, Mélissot.
C'est une belle plante dont la tige velue, carrée, haute
de 30 cent., se couvre de feuilles ovales, obtuses, crénelées, pubescentes, veinées et d'un joli vert. Les fleurs
sont grandes, axillaires, pédonculées, solitaires ou
géminées, quelquefois rougeâtres, mais ordinairement
blanches, avec une tache purpurine à la lèvre inférieure.

La MÉLISSE BATARDE s'emploie dans les mêmes cas que
la précédente, dont elle possède les propriétés, mais à
un plus faible degré, toutefois. Son odeur citronnée est
moins agréable et la saveur de ses feuilles laisse dans la
bouche une légère amertume aromatique. Elle passe
pour être vulnéraire.

Cette plante, qui jouit de la propriété assez rare de
croître à l'ombre, pourrait être introduite dans les
massifs des bosquets et des jardins paysagers, pour
couvrir d'une manière agréable la nudité du sol.

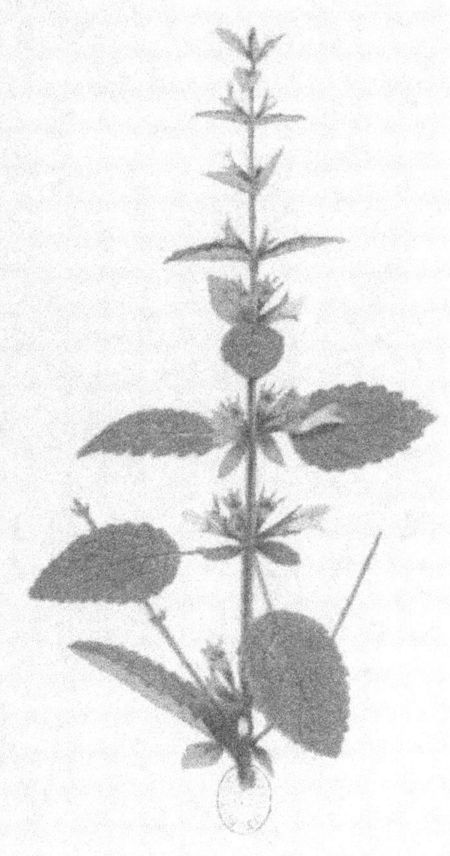

MÉLISSE.

MELISSA OFFICINALIS.

HELLÉBORE VERT.

HELLEBORUS VIRIDIS.

Famille des Renonculacées.

Étym. : Du grec HELLEBOROS.

Syn. vulg. : Herbe-à-Sétons, le Bonnet-Vert.

Plante vivace, herbacée, souche à rhizome oblique, noirâtre. Tiges de 30 à 50 cent., dressées, pauciflores, un peu rameuses supérieurement, feuillées seulement à partir des rameaux, munies à la base de quelques écailles membraneuses qui se prolongent rarement en un limbe foliacé. Feuilles radicales d'un beau vert, très-longuement pétiolées, à segments oblongs, lancéolés, dentés ou doublement dentés, les latéraux confluents à la base ; les florales sessiles, palmatipartites. Fleurs 2-5, inclinées, terminales ou axillaires ;

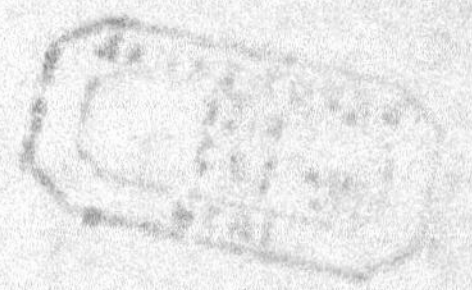

sépales à peine concaves, étalés, verdâtres. Follicules oblongs, terminés en un long bec.

Cette plante habite les lieux humides, ombragés et pierreux, où elle fleurit de mars à avril.

Les anciens distinguaient deux espèces d'HELLÉBORE, le *blanc* et le *noir*. Aucun doute ne paraît s'élever sur le premier, qui est le *Veratrum album*, de la famille des colchicacées; mais on est incertain, dit *Guibourt*, si l'HELLÉBORE NOIR des anciens était l'*Helleborus niger*, de la famille des renonculacées, ou une espèce voisine, trouvée par *Tournefort* dans l'île d'Anticyre, et nommée *Helleborus orientalis*, ou si, enfin, cet HELLÉBORE NOIR n'était pas plutôt la racine du *Veratrum nigrum*. Quant à notre HELLÉBORE VERT, nous avons de fortes raisons de penser, en présence des descriptions et des dessins laissés par les anciens, qu'il était considéré par eux comme une variété d'HELLÉBORE NOIR.

Il est certain aussi que l'HELLÉBORE NOIR de *Dioscoride*, qu'il appelle *Melampodium*, est un *Helleborus*. Le nom de *Melampodium* serait celui d'un pasteur nommé Mélampus, qui, ayant observé que ses chèvres étaient purgées lorsqu'il leur arrivait de manger de l'HELLÉBORE, imagina de s'en servir pour guérir de leur folie les filles de Prœtus, roi d'Argos, ou qui « estant enragées, luy couroyent sus », dit *Matthiole*.

L'HELLÉBORE VERT est une plante vénéneuse dont la racine agit à la manière des purgatifs drastiques les plus énergiques, dont l'on ne doit user qu'avec la plus grande prudence.

Il était, comme tous les Hellébores, employé à petite dose dans les affections mentales non fébriles, dans les fièvres intermittentes, les affections vermineuses, la paralysie, l'hypocondrie, l'apoplexie, la léthargie, l'épilepsie, les céphalalgies nerveuses, l'hydropisie, le rhumatisme, la goutte ; dans les maladies chroniques de la peau, telles que la lèpre, l'éléphantiasis, les dartres, la suppression des règles ou des hémorrhoïdes par suite d'atonie générale.

Les anciens faisaient grand cas de la racine d'HELLÉBORE contre la folie. Les historiens et les poëtes ont célébré, de tout temps, les cures merveilleuses opérées par l'helléborisme, c'est-à-dire par un système de médication dont l'HELLÉBORE faisait la base.

A l'extérieur, la plante, appliquée fraîche sur la peau, y produit un effet vésicant. On l'a signalée aussi comme un sternutatoire violent et fort dangereux.

La racine d'HELLÉBORE se prend, en infusion ou en décoction, à la dose de 2 à 8 gr. par kilog. d'eau.

La poudre, 35 à 40 centig., comme altérant diurétique, emménagogue ; 75 centig. à 4 gr. 50 centig. au plus, comme purgatif, dans de l'eau, du vin ou un électuaire.

Les vétérinaires emploient la racine de l'HELLÉBORE pour entretenir les sétons aux chevaux et guérir le farcin.

On rencontre, sur le bord des chemins, dans les endroits pierreux et découverts des bois, l'HELLÉBORE FÉTIDE (Helleborus fœtidus), appelée aussi Fève-de-Loup, Herbe-au-Fi, Herbe-aux-Bœufs, Herbe-du-Cru, Marfouré, Parménie, Pas-de-Lion, Patte-d'Ours, Pied-de-Griffon, Pied-de-Lin, Pommelée. Ses fleurs sont verdâtres, un peu rouges à leurs bords, presque en corymbe; les étamines de la longueur du calice. Les feuilles d'un vert sombre et pâle, composées de digitations étroites, lancéolées.

Cette espèce, qui est rarement employée, exhale une odeur repoussante.

L'HELLÉBORE NOIR (Helleborus niger), vulg. Fleur-de-Noël, Hellébore, Hellébore-à-fleurs-rouges, Herbe-du-Feu, Rose-d'Hiver, Rose-de-Noël, est souvent cultivé dans les jardins.

Ses propriétés sont les mêmes que celles de l'HELLÉBORE VERT, peut-être un peu moins actives.

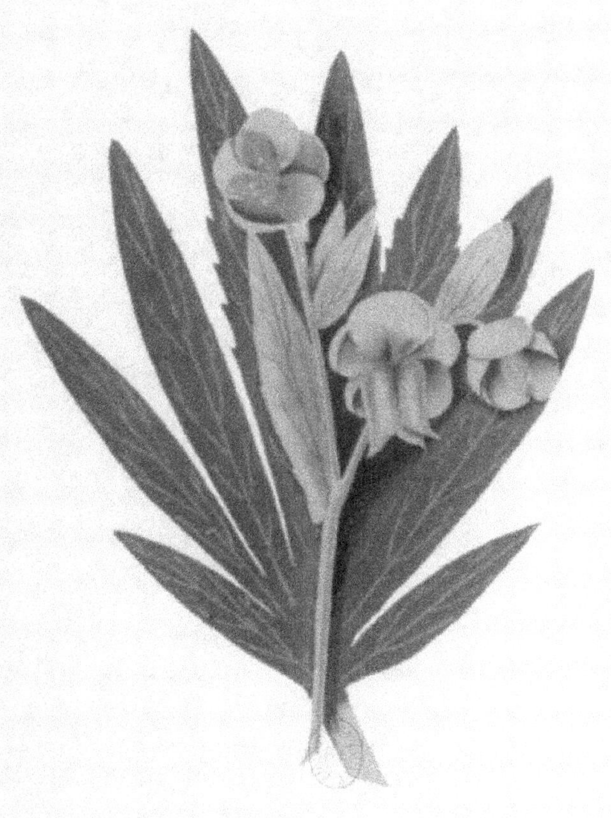

HELLÉBORE VERT.

HELLEBORUS VIRIDIS.

—

VELAR.

SISYMBRIUM OFFICINALE.

———

Famille des Crucifères

Etym. :

Syn. vulg. : Herbe-au-Chantre, Moutarde-des-Haies, Tortelle, Sinapi, la Tortuelle ou Tortuette.

Plante annuelle de 30 à 80 cent. Tige dressée, raide, rameuse supérieurement à rameaux étalés, ou rameuse dès la base, rude, velue. Feuilles rudes-pubescentes, pétiolées, les radicales et les inférieures roncinées-pinnatipartites, à 5-11 lobes oblongs, dentés, dont le terminal oblong-allongé. Fleurs jaunes, petites, disposées en épis le long des rameaux. Pétales en croix, plus longs que le calice ; 6 étamines, dont 2 plus courtes. Siliques velues, étroitement appliquées sur la tige, oblongues, coniques, atténuées en une pointe grêle.

L'Herbe-au-Chantre croît naturellement sur le bord des chemins, dans les décombres, le long des haies et des vieux murs, où elle fleurit de mai à septembre. On la récolte en mai et juin pour l'employer fraîche. Quand on veut la conserver, il faut la cueillir le plus tard possible. C'est une des rares crucifères qui ne perd qu'une assez faible partie de ses propriétés par la dessiccation.

L'Herbe-au-Chantre est inodore. Ses feuilles sont acerbes et astringentes, mais ses rameaux fleuris et les semences ont une saveur âcre et piquante.

Les propriétés de cette plante sont stimulantes, béchiques et expectorantes, mais c'est surtout contre l'enrouement, la toux opiniâtre, et pour remédier à l'atonie du pharynx et de la membrane muqueuse qui tapisse les bronches, qu'on l'emploie avec avantage sous la forme d'un sirop préparé avec le suc de la plante.

Ce médicament, qui porte le nom de sirop d'Erysimum, était très-employé dans le siècle dernier ; on l'a abandonné dans la médecine urbaine, comme tant d'autres préparations d'une utilité incontestable, pour le remplacer par d'autres, moins efficaces et d'un prix plus élevé. Ne vaudrait-il pas mieux, dit *Cazin*, dans son traité des plantes médicinales, lui rendre sa place dans nos officines que d'y perpétuer les dépôts coûteux des sirops de Lamouroux, de Nafé d'Arabie, etc., et de tant d'autres productions que le charlatanisme accrédite et que l'on emploie autant par habitude que par conviction ?

Nous sommes en cela tout-à-fait de son avis.

Les feuilles de l'Herbe-au-Chantre, employées en infusion édulcorée avec du miel, dans les affections catarrhales pulmonaires chroniques, produisent de bons effets.

Elles sont également employées comme antiscorbutique. On a fait usage des semences pour le même objet, mais, comme elles sont rubéfiantes, le mieux est de ne s'en point servir.

Racine parle (lettres à *Boileau*) d'un chantre de Notre-Dame qui fut guéri d'une extinction de voix par l'emploi de l'Erysimum, et tout émerveillé de cette cure, il en recommande l'emploi. *Mme de Sévigné* paraît aussi s'être intéressée à la guérison de ce même chantre, que les médecins avaient abandonné ; de là vient, dit-on, le nom d'Herbe-au-Chantre, que porte le Velar.

La semence du Velar est employée contre l'asthme, le scorbut et la pierre ; la dose en est de 4 gr. par litre de vin blanc.

On prépare l'infusion des feuilles fraîches à la dose de

30 à 60 gr. par litre d'eau, comme boisson expectorante, antiscorbutique.

La décoction (feuilles sèches), mêmes quantités.

Sirop simple, 30 à 90 gr.; et sirop de Lobel (sirop d'Erysimum composé), contre les enrouements et les aphonies.

Poudre, 2 à 4 gr., en électuaire, bols, etc.

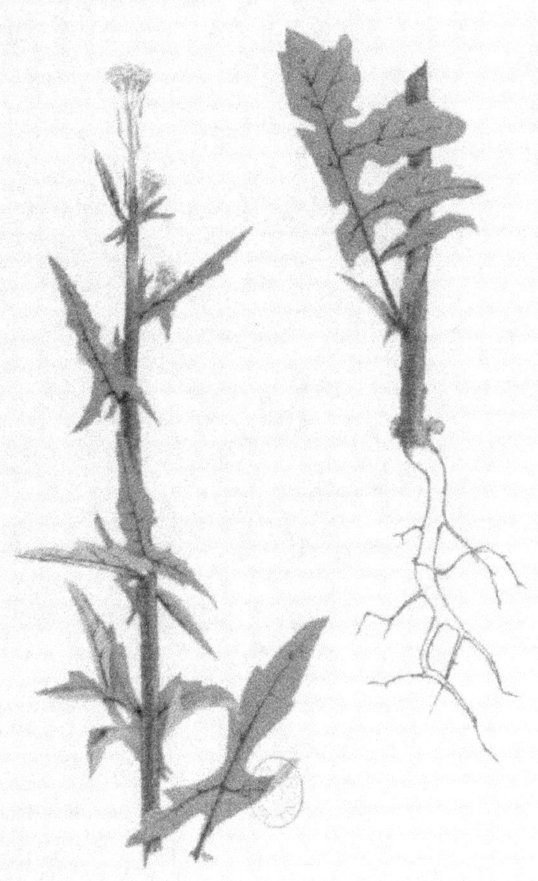

VÉLAR.
ERYSIMUM OFFICINALE.

CATAIRE.

NEPETA CATARIA.

Famille des Labiées.

Étym. : Corruption de CHATAIRE : qui appartient au chat.

Syn. vulg. : Herbe-aux-Chats, Chataire, Menthe-de-Chat.

Plante vivace de 40 à 80 cent., pubescente-blanchâtre, presque tomenteuse. Tiges ordinairement dressées, rameuses, d'un vert glauque. Feuilles opposées, pétiolées, ovales ou ovales-triangulaires, cordées à la base, fortement dentées, tomenteuses en-dessous. Fleurs blanches ou rosées, ponctuées de rouge, en glomérules

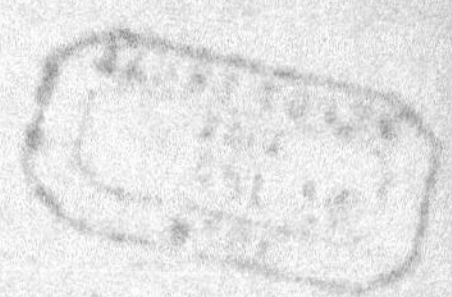

multiflores rapprochés en épis terminaux feuillés à la base. Calice tubuleux, tomenteux, blanchâtre, à 5 dents presque égales, à gorge nue. Corolle à tube étroit, mais à limbe brusquement dilaté, bilabié ; lèvre supérieure droite, un peu concave, émarginée ou bifide ; lèvre inférieure étalée, à 3 lobes, les latéraux très-courts, le lobe moyen très-grand, étalé, concave en avant, crénelé. Etamines 4, parallèles sous la lèvre supérieure, les deux inférieures plus courtes. Akènes 4, ovoïdes et lisses.

La Cataire croît au bord des chemins et des fossés, dans les lieux pierreux et frais, dans les haies et les buissons, où elle fleurit en juillet-septembre. Elle exhale, lorsqu'on la presse entre les doigts, une odeur aromatique forte, pénétrante, un peu fétide. Sa saveur est âcre et amère. Elle contient une huile essentielle jaune. Aucune plante ne paraît mieux justifier sa dénomination. En effet, les chats la recherchent avec une passion, un empressement qui tiennent de la fureur ; ils se précipitent et se vautrent dessus, l'embrassent de mille manières, la mordent, la dévorent en faisant les plus singulières gesticulations ; ils semblent vouloir s'imprégner de son parfum, qui, dit-on, est pour eux un aphrodisiaque. Mais, ce qui est très-singulier, c'est que les chats, si prodigieusement avides de la Cataire transplantée, ne touchent point à celle qu'on a laissée en place. Ce qui a donné lieu au dicton anglais suivant : « Si vous la plantez, les chats la mangeront ; si vous la semez, ils n'y toucheront pas. »

Il est impossible qu'une plante dont l'influence sur l'économie animale se prononce avec autant d'énergie, ne possède pas des qualités médicamenteuses. Aussi, autrefois, était-elle employée, non sans succès, comme stomachique, carminative et emménagogue. Son usage était fréquent dans l'hystérie, les vapeurs, la chlorose. Elle était, selon quelques auteurs, estimée autant que la Mélisse pour ces dernières maladies. Sa décoction est antipsorique. Ses feuilles fraîches, mâchées, excitent la sécrétion de la salive, et, par une sorte de dérivation, peuvent ainsi soulager ou faire disparaître les maux de dents ; ce dernier remède est populaire en Russie.

La Cataire, selon *Matthiole*, avait encore bien d'autres vertus ; on en faisait usage, de son temps, pour les douleurs de tête, de la poitrine, de l'estomac, etc. « Si, dit-il, les femmes stériles mangent de cette herbe, elles porteront enfants, car où il est besoing de beaucoup eschauffer, l'Herbe-à-Chat y est singulière. »

Quoiqu'il en soit, cette plante paraît être aujourd'hui inusitée, bien qu'elle possède les propriétés stimulantes des Labiées aromatiques, et peut-être aussi à cause de cela. Il importe cependant, comme le fait justement remarquer *Bodart*, de connaître toutes celles qui sont congénères en vertus, parce que, dans certains cas urgents, la seule plante consacrée à telle ou telle maladie peut ne pas se trouver sous la main, et le malade manque de secours ou succombe faute d'avoir employé le végétal qui eût pu remplacer le premier.

La CATAIRE se prépare en infusion aqueuse ou vineuse, à la dose de 15 à 30 gr. (sommités fleuries) par litre d'eau ou de vin.

A l'extérieur, elle se prépare de la même manière pour être employée en fomentations, injections vaginales, fumigations aromatiques, etc...

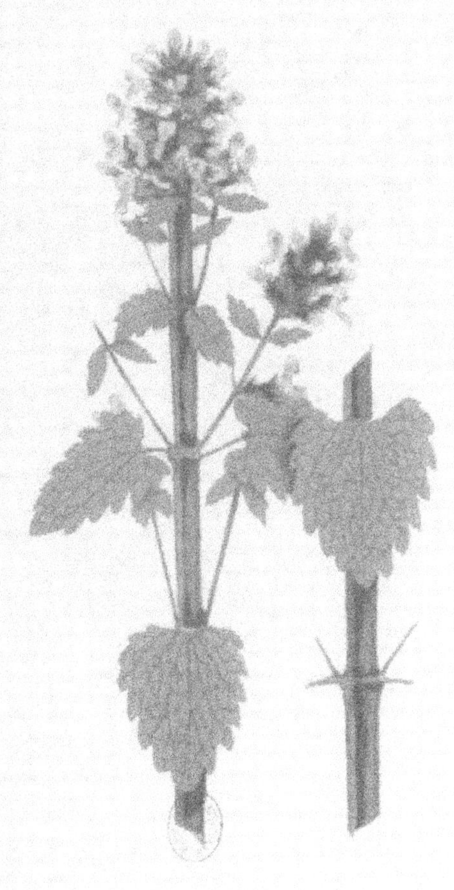

CATAIRE.

NEPETA CATARIA.

AGRIPAUME.

LEONURUS CARDIACA.

Famille des Labiées.

Etym. : Du grec ʟᴇᴏɴ (lion), et ᴏᴜʀᴀ (queue) ; par allusion à la
prétendue ressemblance de ses fleurs en pelotons, avec la
houppe qui termine la queue du lion.

Syn. vulg. : Léonure, Cardiaque, Cardiaire, Cardiale, Herbe-
aux-Tonneliers, Cheneuse, Creneuse, Patte-de-Sorcier.

Plante vivace de 60 cent. à 4 mètre et plus de hauteur,
robuste, dressée, rameuse, pubescente ou presque
glabre. Feuilles d'un vert foncé en-dessus, d'un vert
pâle et pubescentes en-dessous, les inférieures très-
amples, à 3 lobes incisés et dentés ; les moyennes plus

étroites et à lobes plus pointus, atténuées en pétioles, les supérieures presque entières. Fleurs roses ponctuées de pourpre, sessiles, disposées en glomérules pluriflores compactes, axillaires. Calice à 5 angles, à 5 nervures, à 5 dents terminées en pointe épineuse, inégales, les 2 inférieures un peu plus longues, étalées. Corolle bilabiée, à tube courbé, inclus ou dépassant peu le calice; à lèvre supérieure en casque, velue, laineuse en dehors; l'inférieure réfléchie, à 3 lobes, dont le moyen est plus grand que les latéraux. Etamines 4, style à stigmate bifide. Akènes 4, oblongs-trigones nus.

L'Agripaume se rencontre dans les haies, les lieux incultes, les buissons, aux bords des chemins, où il fleurit de juin à septembre. Les feuilles se récoltent avant l'épanouissement des fleurs.

Cette plante a une odeur aromatique assez forte. Sa saveur amère et un peu âcre la placent au rang des Labiées stimulantes. Elle est regardée comme tonique, diurétique, excitante et vermifuge. Les feuilles étaient autrefois beaucoup plus employées qu'aujourd'hui; on en faisait usage pour un grand nombre de maladies de faiblesse, dans le rachitis, l'asthme humide, la rétention du flux menstruel, dans les pâles couleurs, etc. La plante était employée pour les palpitations de cœur, notamment chez les enfants, d'où lui vient son nom de *Cardiaca*.

L'Agripaume se prend en infusion , mais il convient de faire usage de la plante fraîche , car, en se desséchant , elle paraît perdre de ses propriétés. On en met une petite poignée dans la valeur d'un litre d'eau ; on laisse infuser peu de temps ; on passe, et l'on sucre à volonté.

Cependant, *Chomel* et d'anciens auteurs recommandent de la prendre en poudre , à la dose de 2 gr., dans du vin ; ou en décoction , comme emménagogue et diurétique , ainsi que pour faciliter la respiration.

L'Agripaume plaît aux abeilles, qui en recherchent les fleurs avec avidité. Elle est peu utile dans les pâturages, cependant les chèvres , les moutons, les chevaux et même les vaches ne la refusent pas. Elle ne serait pas déplacée dans nos jardins comme plante ornementale. D'un autre côté , il paraît que , mise dans les passages des taupes, elle les fait fuir.

Suivant *Duchesne*, les tiges et les feuilles teignent en olive foncé.

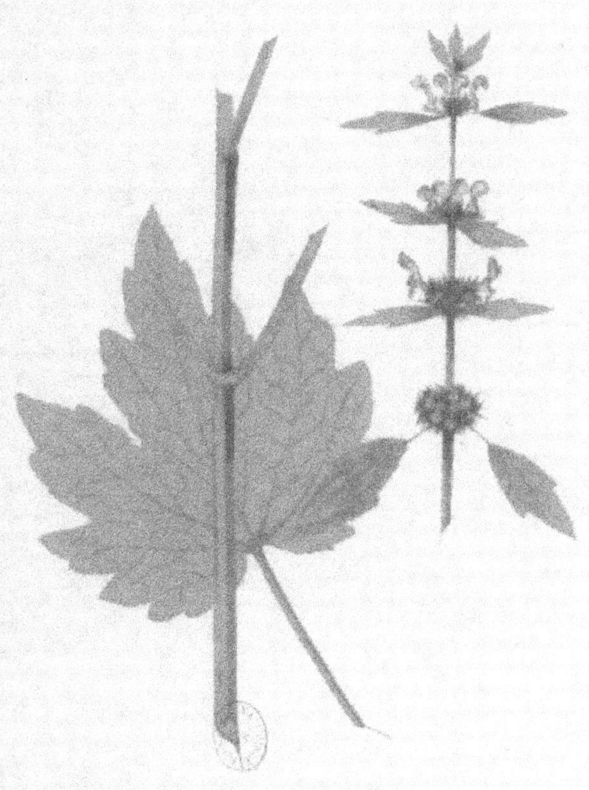

AGRIPAUME.

LEONURUS CARDIACA.

ÉPURGE.

EUPHORBIA LATHYRIS.

Famille des Euphorbiacées.

Étym. : Du nom d'EUPHORBUS, médecin de Juba, roi de Mauritanie, qui, le premier, employa pour la guérison d'Auguste, le suc d'Euphorbe.

Syn. vulg. : Catapuce, Purge, Catherinette, Ginousèle, Herbe-à-l'Épurge, le Grand-Tithymale-des-Maréchaux, Grande-Ésule, Euphorbe-Catapuce, Euphorbe-lathyrienne, Tithymale.

Plante bisannuelle de 60 cent. à 1 mètre 20 cent. et plus de hauteur. Tige glauque, raide, robuste, dressée, rameuse au sommet, se divisant en 4 rameaux plusieurs fois dichotomes, lesquels forment une ombelle qui a 4 feuilles pour involucre. Feuilles opposées, les

paires alternant en croix, sessiles, oblongues, lancéolées, entières, glabres, fermes, vertes luisantes en
dessus, glauques en dessous ; feuilles de l'involucre de
même forme que les caulinaires, celles des rayons
constituant des bractées ovales-aiguës, cordées à la
base, opposées. Fleurs d'un jaune verdâtre, monoïques;
les *mâles* constituées chacune par une seule étamine et
insérées vers la base de l'involucre ; les fleurs *femelles*
longuement pédicellées au centre de l'involucre et
entourées par les fleurs mâles ; pédicelle élargi au-
dessous de l'ovaire. 3 styles à stigmate bifide. Capsule
saillante hors de l'involucre, subglobuleuse, trilobée,
à 3 coques monospermes.

Cette plante croît le long des haies, dans le voisinage
des vieux châteaux et dans les lieux ombragés. Elle est
fréquemment cultivée à la campage, dans les jardins,
au voisinage desquels on la rencontre çà et là. Elle
fleurit de juin à juillet. C'est une des plus belles espèces
d'Euphorbe parmi celles de l'Europe, et facile à distinguer par son port.

Les semences de l'Epurge sont d'abord douces ou
insipides et ensuite d'une saveur âcre. Cette âcreté
paraît être due à un principe vénéneux qui est renfermé
dans leur embryon et dans leur partie corticale, mais
dont leur périsperme est entièrement dépourvu. Dans

l'état frais, presque toutes les parties de la plante, lorsqu'on les coupe, laissent couler goutte à goutte ou en larmes plus ou moins rapprochées, un suc épais, lactescent, de nature gommo-résineuse, ainsi que celui de toutes les Euphorbiacées, et dont les parties corrosives résident essentiellement dans la partie résineuse.

Les qualités médicinales de l'Épurge sont connues depuis la plus haute antiquité. Cependant *Galien* et *Dioscoride* ne paraissent point avoir fait usage de ses propriétés purgatives, bien qu'ils les aient signalées.

Ce n'est que vers le ive siècle que nous voyons l'Euphorbe indiqué d'une manière certaine par *Aetius*, comme étant un purgatif puissant, le plus ardent et le plus fort médicament connu.

Depuis lors, l'expérience a pleinement confirmé cette appréciation, et l'Épurge est considérée de nos jours comme un purgatif drastique des plus violents, qui ne doit être employé qu'avec une extrême prudence. Ce qui n'empêche pas, malgré les accidents qui peuvent en résulter, que les semences sont d'un usage tout-à-fait vulgaire dans les campagnes. On les nommait autrefois *grana regia minora*, et les paysans en avalent 6 à 12 graines pour produire un effet purgatif suffisant. Quand ils veulent produire un *grand effet*, dit *Cazin*, ils les mâchent bien avant de les avaler ; ils les concassent au contraire légèrement, lorsqu'ils ne veulent qu'un *effet modéré.*

On se sert également, comme purgatif, de l'huile obtenue par expression des graines. On en retire environ 40 pour cent. Cette huile est d'un fauve clair, bien fluide, d'une saveur âcre et d'une odeur très-marquée. Elle est complétement insoluble dans l'alcool ; elle purge à la dose de 1 à 2 gr., mais elle a l'inconvénient de provoquer souvent le vomissement.

Elle s'emploie aussi comme révulsif, 1 à 2 gr., en frictions, dans les névralgies, et sur la partie supérieure de la poitrine, contre la coqueluche.

Quoiqu'il en soit des semences ou de l'huile d'Eruage, c'est un purgatif qui ne convient qu'aux sujets robustes et exempts de toute irritation intestinale, dans tous les cas, fort dangereux.

Les feuilles de l'Eruage énivrent le poisson, et leur décocté passe pour dépilatoire.

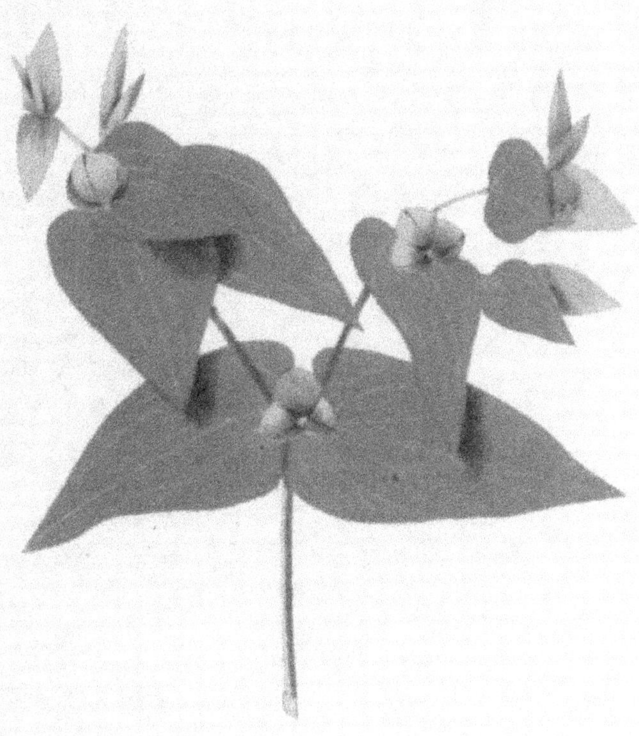

EUPHORBE.

EUPHORBIA LATHYRIS.

FUMETERRE.

FUMARIA OFFICINALIS.

Famille des Fumariacées.

Etym. : Du latin FUMARIA, formé de FUMUS (fumée), à cause de son goût âcre, amer, et semblable à la suie.

Syn. vulg. : Fiel-de-Terre, Lait-battu, Pied-de-Géline, Pisse-Sang, la Corydale.

Plante herbacée, annuelle, haute de 20 à 80 cent. Tiges rameuses, diffuses, grêles, anguleuses. Feuilles bi-tripinnatiséquées à segments oblongs-linéaires, ordinairement aigus. Fleurs nombreuses, ordinairement purpurines ou d'un bleu rougeâtre, disposées en grappes assez lâches. Calice à deux sépales ovaleslancéolés, n'atteignant pas la moitié de la longueur de la corolle et presque aussi larges qu'elle. Corolle à 4 pétales, dont le supérieur est terminé à la base en éperon court et recourbé, et les inférieurs cohérents au sommet, présentant une aile membraneuse et des épaississements latéraux. Étamines 6, hypogynes, à filets soudés presque jusqu'au sommet en deux faisceaux. Ovaire libre à style filiforme arqué, caduc. Fruit plus large que long, tronqué, largement émarginé au sommet.

La FUMETERRE croît naturellement dans les champs, les vignes, les terres cultivées, où elle fleurit de mai à octobre. On doit ne récolter que celle qui est jeune, chargée de feuilles et de fleurs; trop avancée, cette plante est à peu près sans vertu.

Son odeur est nulle, mais elle est douée d'une amertume spéciale mêlée à un goût désagréable de fumée ou de suie, qui augmente encore par la dessiccation. La FUMETERRE fournit un principe extractif amer, de la résine et un acide cristallisable, volatil, soluble dans l'alcool et dans l'éther. C'est encore une de nos plantes indigènes les plus recommandables par ses propriétés toniques, fondantes, dépuratives, vermifuges, que l'on emploie dans la débilité des voies digestives, l'ictère, les engorgements des viscères abdominaux, les affections cutanées, scorbutiques et scrofuleuses, contre les dartres, etc.

La réputation de la FUMETERRE remonte à la plus haute antiquité. *Galien* faisait grand cas de ses vertus médicinales dans les affections hépatiques, et la considérait en outre comme un excellent tonique, dépuratif. Depuis lors, les auteurs qui ont traité de la matière n'ont point contredit *Galien*, et la FUMETERRE a conservé un rang distingué parmi les remèdes domestiques.

Ses propriétés contre les affections chroniques de la peau sont d'une efficacité incontestable, d'après de nombreux praticiens cités par *Cazin*, qui, lui-même, faisait un fréquent usage de la FUMETERRE dans les tisanes dépuratives.

La FUMETERRE s'emploie en décoction, à la dose de 30 à 60 gr. par kilog. d'eau ; en infusion, pareille dose par kilog. d'eau ou de lait.

Le suc exprimé se prend à la dose de 50 à 100 gr., seul ou mêlé au petit lait ; c'est la préparation la meilleure, la plus certaine dans ses effets. *(Ant. Bossu.)*

Le sirop de FUMETERRE se donne, à la dose de 30 à 100 gr. par jour, aux enfants atteints de croûtes de lait et de débilité des voies digestives.

Cette plante est souvent substituée au Trèfle d'eau

(Menyanthes trifoliata) comme antiscorbutique, là où il est difficile de se procurer cette dernière.

La FUMETERRE (dit *Duchesne*) teint la laine traitée par un mordant de bismuth, en jaune solide, d'une nuance plus solide que la gaude ; elle donne, avec addition d'alun, de tartre ou mieux de sel d'étain, un beau *stil de grain*. La racine teint jaune foncé, et donne de l'*encre* avec gomme et sulfate de fer.

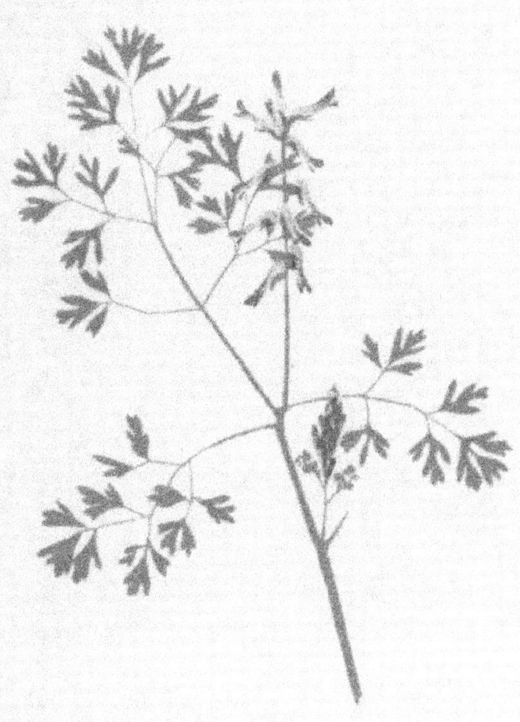

FUMETERRE.

FUMARIA OFFICINALIS.

MÉNYANTHE.

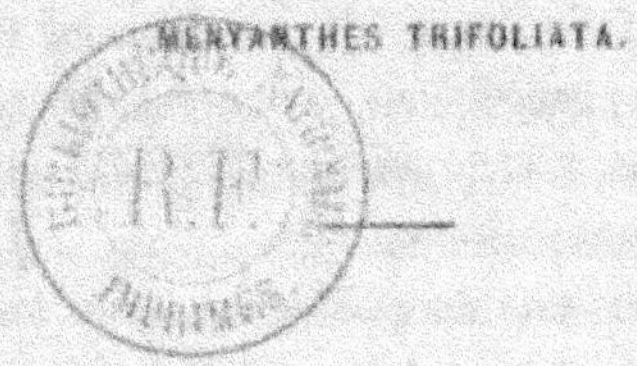

MENYANTHES TRIFOLIATA.

Famille des Labiées.

Etym. : Du grec MÈNE (mois), et ANTHOS (fleur) ; parce qu'on
attribuait à cette plante des propriétés emménagogues , dit
Hoefer.

Syn. vulg.: Trèfle-d'Eau, Trèfle-des-Castors, Trèfle-des-Marais,
Trèfle aquatique , Trèfle-de-Chèvre , Ményanthe trifolié.

Plante vivace, aquatique, à rhizome épais, blanchâtre, muni d'écailles membraneuses engainantes qui
laissent des cicatrices annulaires par leur destruction.
Tige nulle. Feuilles trifoliées, ovales-arrondies, glabres
et dentées, portées par de longs pétioles alternes, engai-

nants vers le bas. Fleurs disposées en grappe simple, d'un blanc de neige, teintes à l'extérieur, avant leur entier développement, de rose ou de pourpre, garnies, sur les parois intérieurs de leur corolle, d'une touffe de filaments d'une grande délicatesse et d'une blancheur éblouissante. Calice campanulé à 5 divisions. Corolle un peu charnue, campaniforme à 5 divisions lancéolées aiguës. Étamines 5, style persistant. Capsule subglobuleuse. Graines assez grosses.

Le MÉNYANTHE est assez commun dans les lieux humides, les marécages, les prairies spongieuses, les fossés, où il fleurit en avril-mai. Son odeur est à peu près nulle, mais sa saveur est extrêmement amère et se communique à l'eau et à l'alcool, soit par infusion, soit par simple macération. On en retire une matière cristallisée amère, la *Ményanthine*.

Cette plante est employée comme stomachique, fébrifuge, emménagogue, antiscorbutique. C'est en outre un tonique puissant dont les propriétés diffèrent peu de celle de la Gentiane. On en fait usage dans les affections atoniques du tube digestif, contre les scrofules, le scorbut, la goutte et le rhumatisme chronique.

Le MÉNYANTHE entre dans le sirop de raifort composé. On associe souvent le suc de ses feuilles avec celui du Cresson et du Cochléaria, contre le scorbut.

Il s'emploie en décoction ou infusion (feuilles) 15 à 30 gr. par litre d'eau ;

Le suc exprimé : 30 à 100 gr.

Les semences sont béchiques et pectorales. Au siècle dernier, on en faisait usage contre la toux et les maladies de poitrine.

Dans quelques pays, on cultive le MÉNYANTHE pour les usages économiques. En Angleterre, on s'en sert pour préparer la bière commune et pour remplacer le Houblon.

En Laponie, rapporte *Linné*, on engraisse les bestiaux avec la racine de cette plante, et il paraît que les habitants de ces froides contrées en retirent une fécule qu'ils mêlent avec la racine des céréales, pour faire une sorte de pain, à la vérité détestable, mais utile dans les temps de disette.

Le jus des feuilles, bouillies et pressées, donne du *vert de vessie*. Elles teignent en jaune les étoffes préparées avec le bismuth. (*Duchesne.*)

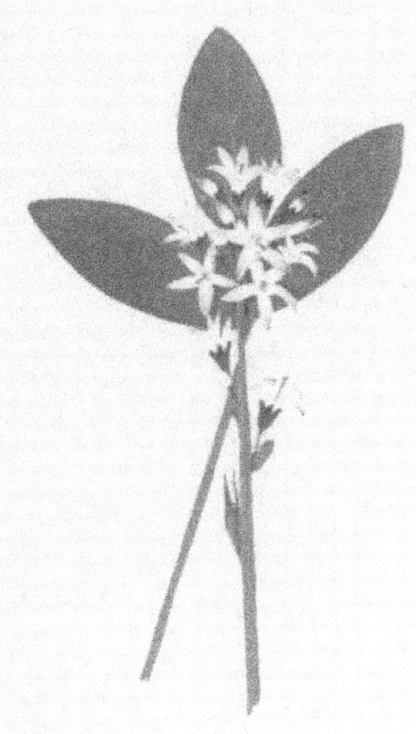

MENYANTHE.

MENYANTHES TRIFOLIATA.

BALLOTE.

BALLOTA NIGRA.

Famille des Gentianées.

Etym. : De BALLÔ (je rejette), par allusion à l'odeur repoussante
de cette plante.

Syn. vulg. : Marrube noir, Marrube fétide, Marrube puant,
le Marrubin noir, Ballote fétide, Ballote noire.

Plante vivace, d'un vert sombre, plus ou moins
pubescente. Tiges de 50 à 80 cent. de hauteur, dressées
ou ascendantes, rameuses. Feuilles ovales, un peu cordées, pétiolées, ridées et crénelées. Fleurs purpurines,
plus rarement blanches, disposées en glomérules multiflores, axillaires, opposées. Calice campanulé, à

limbe 5-denté, amplé, à 5 plis. Corolle bilabiée, à
tube inclus ou dépassant à peine le calice, muni inté-
rieurement d'un anneau de poils au-dessus de sa base;
à lèvre supérieure droite, un peu concave, entière ou
émarginée; à lèvre inférieure 3-lobée, à lobes obtus,
le moyen plus grand, émarginé. Étamines 4, didynames,
saillantes, parallèles, sous la lèvre supérieure. Akènes
oblongs, glabres.

La Ballote est très-commune au bord des chemins,
le long des haies, au pied des murs et dans les lieux
incultes, où elle fleurit de juin à septembre. Son odeur
est forte, désagréable, fétide, sa saveur âcre et amère.
Ses propriétés sont toniques, antispasmodiques, emménagogues, vermifuges.

La Ballote est principalement employée pour combattre les névroses, l'hystérie, l'hypocondrie.

Tournefort conseillait de boire 3 ou 4 verres par jour
de son *infusion* pour se garantir de la goutte. *Chomel*
recommandait de son côté, pour rendre les attaques de
cette affection moins fréquentes et moins dangereuses,
la décoction des feuilles de cette plante, mélangées
avec celles de la Bétoine.

Le suc des feuilles de la Ballote, appliqué sur les
ulcères sordides et atoniques, les déterge et en favorise

la cicatrisation. Les feuilles, broyées et appliquées en forme de cataplasme, produisent les mêmes effets.

Boerhave recommandait cette plante comme résolutive, détersive et vulnéraire.

Autrefois, elle était fort employée contre la teigne et les hémorrhoïdes ; il suffisait, pour cette dernière maladie, de faire sécher les feuilles sur les cendres chaudes, de les mélanger ensuite avec du miel et d'en faire l'application. *(Matthiole.)*

Les propriétés de la BALLOTE se rapprochent de celles du Marrube, mais, malgré ses incontestables qualités, elle n'est employée qu'à l'extérieur, à cause de son odeur désagréable.

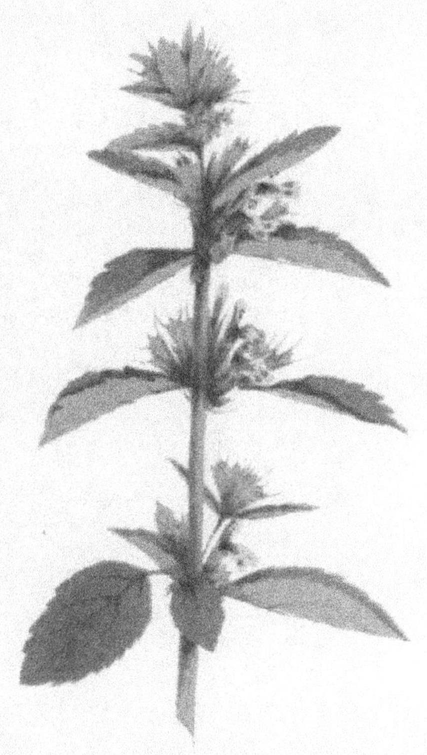

BALLOTE NOIRE.

BALLOTA NIGRA.

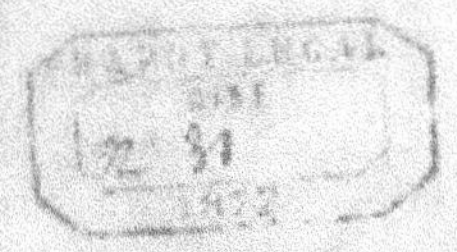

ALLÉLUIA.

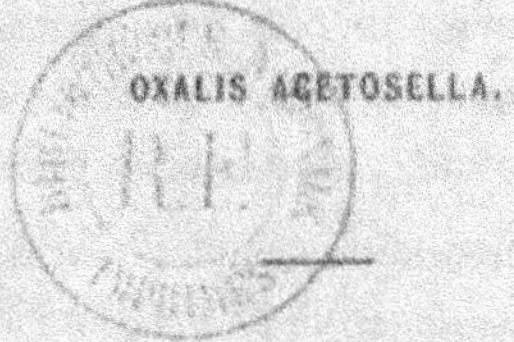

OXALIS ACETOSELLA.

Famille des Oxalidées.

Étym. : ALLÉLUIA, allusion au temps de Pâques, où elle fleurit ;
OXALIDE, du grec OXYS (acide).

Syn. vulg. : Surelle, Pain-de-Coucou, Trèfle-aigre, Herbe-de-
Bœuf, Oseille-de-Pâques, Oseille-à-trois-feuilles, Oseille-de-
Bûcheron, Oseille-des-Bois, Oxalide, Petite-Oseille, Surelle-
acide, Surette.

Plante vivace, acaule, de 6-12 cent., souche à rhizome ordinairement rougeâtre, grêle, traçant, à peine
enfoncé dans le sol, écailleux. Feuilles toutes radicales,
trifoliées, à pétiole articulé à la base, pubescentes,

surtout en dessous, où leur couleur est blanchâtre. Pédoncules radicaux, uniflores. Fleurs blanches, veinées de pourpre, jaunes à l'onglet. Calice à 5 sépales. Corolle à 5 pétales hypogynes, à préfloraison imbriquée-contournée. Étamines 10, dont 5 longues et 5 courtes, soudées inférieurement. Ovaire surmonté de 5 styles. Fruit capsulaire ovoïde, graines assez grosses.

Cette plante se rencontre dans les lieux couverts, les bois montueux humides, où elle fleurit d'avril à mai.

L'Alleluia offre une particularité assez curieuse ; tous les soirs, les folioles se ferment et se rabattent sur le pétiole ; les pétales se contournent sur eux-mêmes, comme avant la floraison. Au retour du soleil, toute la plante se réveille et reprend son premier état.

Sans odeur appréciable, l'Alleluia est remarquable par une saveur acide, piquante, fort agréable. Elle renferme beaucoup d'eau, du mucilage et une grande quantité d'oxalate de potasse (sel d'oseille), objet d'un commerce assez important dans quelques cantons de l'Allemagne et de la Suisse.

Toute la plante est employée à l'intérieur en décoction, comme rafraîchissante, tempérante, diurétique, antiscorbutique et antiputride, et à l'extérieur, en cataplasmes, pour hâter la suppuration des abcès froids.

On fait, avec l'ALLÉLUIA, une limonade très-agréable qui peut remplacer celle que l'on compose avec le citron ou autres fruits acides. Cette limonade, très-connue dans les campagnes, apaise la soif et l'ardeur fébrile, favorise la secrétion des urines et lâche quelquefois le ventre. On fait, du reste, usage de cette boisson, lorsqu'elle est convenablement édulcorée, dans le traitement des embarras gastriques et dans celui des fièvres inflammatoires bilieuses, ardentes, putrides et nerveuses du typhus, de la peste et de la fièvre jaune.

Les feuilles de cette plante peuvent se manger en salade, contre le scorbut. On les emploie pour assaisonner les viandes.

On administre l'ALLÉLUIA à la dose d'une poignée, en décoction dans un litre d'eau, ou en infusion dans du petit lait, et son suc à la dose de 30 à 80 gr. — Dans l'hiver, lorsqu'il est impossible de se procurer des feuilles pour faire de la limonade, on les remplace par 6 à 8 gr. d'oxalate de potasse que l'on fait dissoudre dans un litre d'eau, avec une addition suffisante de sucre.

Le sel d'oseille dissout les oxides de fer; on l'emploie dans l'économie domestique pour enlever les taches d'encre sur le linge, sur le bois, etc.

C'est avec le sel d'oseille que l'on prépare l'acide oxalique.

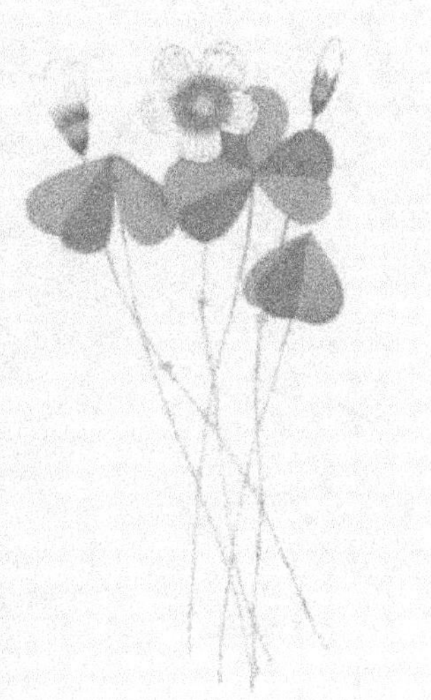

ALLÉLUIA.

OXALIS ACETOSELLA.

SISYMBRE-SOPHIE.

SISYMBRIUM SOPHIA.

Famille des Crucifères.

Étym.: Le nom de SAGESSE-DES-CHIRURGIENS, donné à cette plante, lui vient de ce qu'elle était considérée comme propre à guérir les plaies et les ulcères, d'où la qualification de SOPHIA CHIRURGICORUM.

Syn. vulg.: Sagesse-des-Chirurgiens, Moutarde-de-Chien, Thalictron, la Sophie-des-Chirurgiens, le Thalictre-des-Marchands, la Rhubarbe-des-Paysans, l'Argentine-rouge.

Plante annuelle de 40 à 80 cent. Tige dressée, plus ou moins rameuse supérieurement. Feuilles mollement pubescentes, bi-tripinnatiséquées, à segments linéaires étroits, entiers ou incisés. Fleurs jaunes. Pétales plus courts que le calice, quelquefois nuls par avortement. Calice à sépales un peu étalés ou dressés, non gibbeux. Siliques glabres, étalées, ascendantes, linéaires, environ deux fois plus longues que le pédicelle, à pointe très-courte. Graines ovoïdes ou oblongues.

Cette plante se trouve sur le bord des chemins, sur les vieux murs, dans les carrières ou au milieu des décombres, où elle est commune. Elle fleurit d'avril à octobre. On doit la cueillir avant la floraison, à moins qu'on ne désire se procurer de la graine.

Le Sisymbre-Sophie possède quelques-unes des qualités des crucifères, mais c'est surtout dans ses semences, qui ont une saveur âcre, chaude, analogue à la graine de moutarde, qu'on les rencontre.

Malgré ses nombreuses dénominations et son titre de *Sagesse-des-Chirurgiens*, que lui ont valu ses propriétés vulnéraires, cette plante paraît être restée à peu près inconnue des anciens. Son usage est fort peu répandu, si ce n'est dans les campagnes, où on l'emploie comme stomachique, vermifuge, fébrifuge, etc.

Voici comment sont utilisées les différentes parties de la plante :

Les feuilles contusées sont appliquées, comme vulnéraire sur les plaies et les ulcères atoniques.

La plante, 15 à 30 gr., par litre d'eau, en infusion, contre la diarrhée et le crachement de sang, etc.

La semence, à la dose de 4 gr., pour arrêter les cours de ventre. C'est un remède dit-on, familier aux pauvres.

La graine possède aussi une propriété vermifuge, mais à cause de son âcreté, il est prudent de ne l'employer qu'à petite dose et même de ne pas l'employer du tout. Nous possédons d'autres vermifuges beaucoup plus sûrs et moins dangereux.

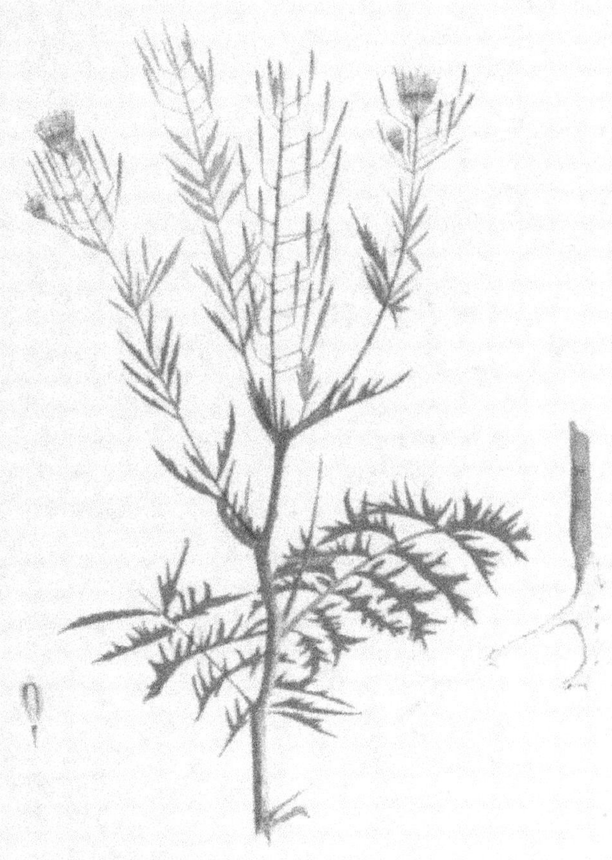

SISYMBRE-SOPHIE.

SISYMBRIUM-SOPHIA.

JUSQUIAME.

HYOSCYAMUS NIGER.

Famille des Solanées.

Étym.: Du grec *us* (porc), *kuamos* (fève).

Suivant *Théis*, les Gaulois appelaient la Jusquiame *Belen* ou *Belinuncia*, parce qu'elle était consacrée à Belenus, divinité celtique.

Syn. vulg.: Jusquiame noire, Hannebane, Potelée, Porcelet, Herbe-aux-Engelures, Mort-aux-Poules, Careillade, Hedbane, Hennebane, Herbe-à-la-Teigne, Fève-de-Pourceau.

Plante annuelle ou bisannuelle, de 40 à 80 cent. de hauteur, robuste, dressée, rameuse, d'un vert grisâtre, couverte de longs poils glanduleux. Racines épaisses, ridées, brunes en dehors, blanches en dedans. Feuilles molles pubescentes, sinuées-anguleuses, les radicales pétiolées, les caulinaires sessiles semi amplexicaules. Fleurs assez grandes, presque sessiles, jaunâtres, à

gorge marquée de pourpre, à limbe veiné de lignes
brunes ou noirâtres anastomosées en réseau, disposées
sur deux rangs en grappes scorpioïdes unilatérales feuillées et roulées en crosse au sommet. Calice campanulé
velu, persistant à 5 divisions courtes. Corolle infundibuliforme, à tube court, un peu plissée longitudinale-
ment, à limbe oblique à 5 lobes inégaux obtus. Etamines 5, un peu saillantes hors du tube, à filets un
peu arqués. Capsule renfermée dans le tube du calice,
biloculaire s'ouvrant circulairement au sommet par un
opercule. Graines grisâtres.

La Jusquiame est d'une apparence triste et sombre,
elle répand autour d'elle une odeur forte, vireuse,
désagréable. On la rencontre sur le bord des chemins
pierreux, dans les décombres, autour des villages,
dans les champs en friche, où elle fleurit de mai à
juillet.

C'est un des poisons végétaux le plus redoutable
pour l'homme, un puissant narcotique dont les seules
émanations respirées un peu trop longtemps, peuvent
produire la stupeur, des tremblements convulsifs, un
assoupissement léthargique, le délire. On a quelquefois pris, trop facilement peut-être, la racine de Jusquiame pour des panais ou des salsifis, et ses jeunes
pousses pour celles du pissenlit. Cette méprise si gros-

sière qu'elle paraisse, a amené des accidents dont la gravité se mesure à la puissance de ce poison.

Les anciens connaissaient la propriété délétère de la JUSQUIAME. *Pline*, *Galien*, *Dioscoride* en mentionnent plusieurs espèces et, comme les modernes, c'est avec la plus grande circonspection qu'ils en faisaient usage.

Quoi qu'il en soit, la JUSQUIAME, comme la plupart des poisons végétaux, est devenue, entre les mains des médecins un remède efficace pour certaines maladies.

Administrée à dose moyenne elle est généralement regardée comme narcotique, antispasmodique, calmante et employée dans les névralgies, l'épilepsie, la toux nerveuse, l'asthme, la coqueluche, les maladies convulsives, les tremblements musculeux, la manie.

A l'extérieur son usage a été très-répandu anciennement, il l'a été en bains, lotions, fumigations, cataplasmes pour calmer les douleurs goutteuses, rhumatismales, cancéreuses, l'engorgement et l'inflammation des mamelles.

Quelques médecins, d'après *Dioscoride*, ont conseillé de retenir dans la bouche la fumée de ses graines brûlées, pour calmer la douleur de dents, mais ce moyen, quoique populaire, peut être suivi d'accidents sérieux; on l'a vu occasionner le délire et tous les symptômes de l'empoisonnement, il nous paraît prudent de s'en abstenir.

Tournefort dit que de son temps on exposait à la fumée des semences ou de la plante sèche projetées sur des charbons ardents les parties du corps attaquées d'engelures et que celles-ci disparaissaient, delà le nom d'*Herbe-aux-Engelures*, donné à la JUSQUIAME.

Le suc et le décoctum de la racine de JUSQUIAME NOIRE en pleine végétation jouissent, dit *Casin*, de propriétés très-énergiques.

L'extrait de cette plante, le mieux préparé, ne doit pas être employé lorsqu'il a plus d'un an. C'est ce que prétendent quelques auteurs modernes. C'est aussi ce que nous dit *Dioscoride*.

La JUSQUIAME s'administre en infusion, en poudre, en extrait, ou en sirop, mais il ne faut en prendre que sur l'avis de son médecin.

Les feuilles servent à préparer des cataplasmes, des lotions, injections et fomentations anodines. On les applique aussi à l'état frais, mais il faut être excessivement prudent, nous ne saurions trop le répéter, dans l'emploi de cette plante.

L'administration des vomitifs suivie de l'emploi des laxatifs et d'acides végétaux, combat l'empoisonnement par cette solanée.

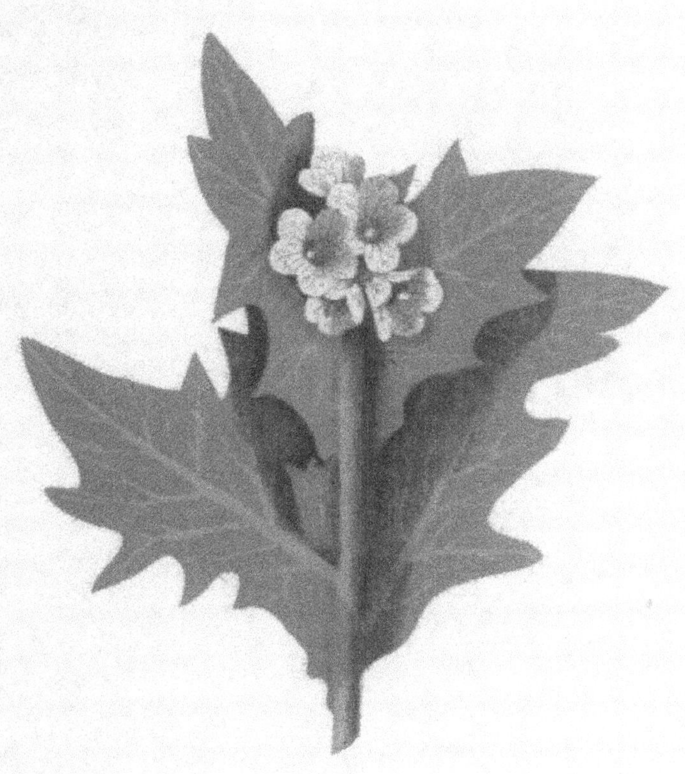

JUSQUIAME.

HYOSCYAMUS NIGER.

MARRUBE.

MARRUBIUM VULGARE.

Famille des Labiées.

Etym.: Selon *Linné*, le nom de MARRUBIUM proviendrait de MARIA URBS, ville d'Italie, située dans une plaine marécageuse, au bord du lac Fucino. Mais certains auteurs prétendent que ce nom vient du mot hébreu : MARROB, qui signifie suc amer, tandis que d'autres veulent qu'il tire son origine du latin : MARCIDUM, qui signifie flétri, à cause que les feuilles du Marrube sont ridées, blanchâtres et comme flétries.

Syn. vulg.: Marrube blanc, Marrube commun, Herbe-Vierge, Marrochemin, Bonhomme, Grand-Bonhomme.

Plante vivace de 40 à 60 cent. Tiges rameuses dès la la base, blanches-cotonneuses, à rameaux ordinairement simples dressés ou ascendants. Feuilles opposées, pétiolées, surtout les inférieures, ovales aiguës, cotonneuses, épaisses et crêpues, blanchâtres en dessous. Fleurs blanches, petites, en glomérules, serrées à l'aisselle des feuilles, munies de bractées subulées. Calice velu, laineux, à 10-12 dents subulées. Corolle à lèvre supérieure bifide, à lobes rapprochés parallèles. Étamines 4, incluses, parallèles, les deux inférieures un peu plus longues.

Le Marrube est assez commun aux lieux incultes, sur le bord des routes, des fossés, dans les décombres, où il fleurit de juin à octobre.

Toute la plante a une odeur aromatique forte et agréable, sa saveur est chaude et âcre. Les anciens en faisaient le plus grand cas dans les maladies des organes pulmonaires, du foie et de la matrice.

Le Marrube en effet est expectorant, sudorifique, stimulant, emménagogue et fébrifuge, suivant qu'au moment de son administration la nature tend à se débarrasser par les bronches, les sueurs ou les menstrues, des principes dont l'expulsion était retardée par le manque d'énergie organique. Mais ainsi que des plantes toniques, il faut s'en abstenir lorsque les organes sont le siége d'une véritable inflammation. Le

Marrube a été employé avec succès contre les affections rhumatismales.

Cette plante convient dans presque toutes les maladies atoniques, elle est surtout efficace dans les catarrhes pulmonaires chroniques, l'asthme humide, la phthisie pulmonaire sans réaction fébrile. Infusée dans la bière, dans le vin, elle a rendu des services dans la gastralgie.

On peut employer à l'extérieur son infusion comme tonique, antiseptique et détersive, dans les engorgements œdémateux, les ulcères sordides, la gangrène, etc.

L'infusion se prépare avec les sommités ou feuilles à la dose de 15 à 30 gr. par litre d'eau pour l'intérieur et à la dose de 30 à 60 gr. pour l'extérieur.

Le vin (30 gr. pour un litre de vin blanc).

Le suc exprimé de l'herbe récente se prend à la dose de 60 à 90 gr. dans du bouillon de veau, c'est un remède efficace, paraît-il, dans certains cas d'hydropisie.

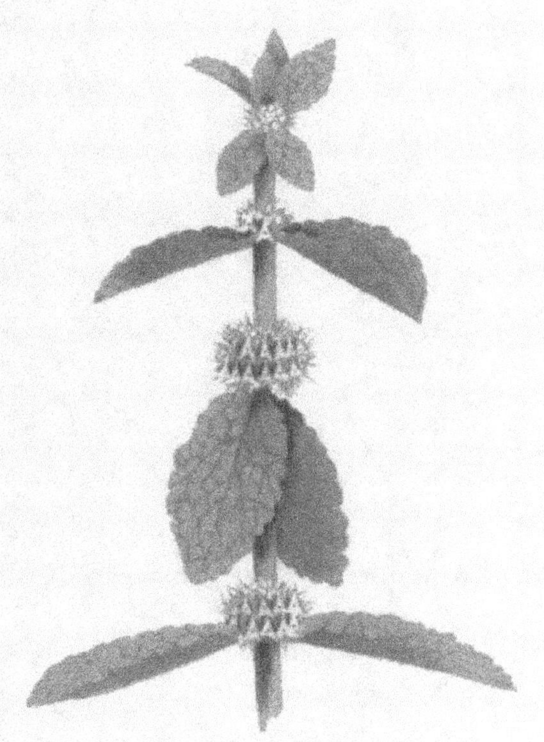

MARRUBE.

MARRUBIUM VULGARE.

GRÉMIL.

LITHOSPERMUM OFFICINALE.

Famille des Borraginées.

Étym. : *A. Bossu* fait dériver le mot Grémil du celt. GREN (fente), MILL (pierre), de ce que cette plante croît dans les fentes des rochers et des murailles. — *Littré* le fait venir de GRANUM MILII (grain de mil), à cause de ses graines.
Lithospermum, qui est le nom d'une plante mentionnée par *Dioscoride*, vient de LITHOS (pierre), et SPERMA (graine), parce qu'elle était estimée propre à briser la pierre de la vessie.

Syn. vulg.: Herbe-aux-Perles, Blé-d'amour, Graine-d'amour, Graine-perlée, Larmil-des-Champs, Millet-d'amour, Millet-du-Soleil, Millet gris, Millet-perlé, Perlière.

Plante vivace. Tiges de 40 à 80 cent. robustes, raides, rameuses, pubescentes-rudes. Feuilles cou-

vertes de poils raides apprimés, d'un vert-pâle en dessous, lancéolées alternes, sessiles, les inférieures
ordinairement détruites lors de la floraison. Fleurs
disposées en grappes feuillées. Corolle blanchâtre infundibuliforme, à limbe régulier ; gorge ouverte presque
nue, ou munie d'écailles à peine distinctes, soudées
avec la corolle, constituant alors 5 lignes pubescentes.
Graines lisses, luisantes et quelquefois d'un beau
blanc.

Le GRÉMIL croit sur le bord des chemins, la lisière
des bois, les lieux incultes et fleurit de mai à juillet.
Son odeur est nulle, sa saveur acerbe et désagréable.
Ses semences sont un peu mucilagineuses, d'une saveur
visqueuse et douceâtre.

Cette plante était jadis fort recommandée par les
anciens auteurs qui lui attribuaient de grandes vertus.
Dioscoride s'en servait pour dissoudre les calculs des
reins et de la vessie.

Mathiole donnait un demi-gros de la graine dans du
lait de femme pour faciliter les accouchements et la
considérait en outre comme diurétique.

Chomel de son côté assure avoir vu employer le GRÉ-
MIL dans la rétention d'urine avec succès. On faisait
usage alors pour cette dernière maladie de la décoction

de toute la plante dans du vin blanc, bue à jeun, sept ou huit jours de suite à la quantité d'un verre.

D'autres enfin recommandaient la graine contre l'inflammation des prostates, mais alors on la mélangeait avec de l'eau de laitue ou de plantain et un demi-gros de semence de cétérach.

Ensuite quelques auteurs modernes ont considéré les semences du Grémil comme inertes.

Cependant, le Dr *Roques* fait observer que le Grémil ne mérite pas un complet oubli parce qu'il est assurément utile dans les affections des voies urinaires, et voici comme il en recommande l'emploi :

Semences dures et d'une couleur argentée, 45 gr.; sucre blanc, 30 gr. Triturez dans un mortier en y versant peu à peu 500 grammes d'infusion de fleurs de mauve. On ajoute quelquefois à cette liqueur 50 à 60 gr. de nitrate de potasse.

Dans les campagnes on fait un fréquent usage des feuilles et des sommités du Grémil en guise de Thé.

On rencontre très-fréquemment dans les champs le *Lithospermum arvense, Grémil-des-champs ,* également appelé *Charée, Chérie, Nivelle-sauvage.* Cette espèce a le port de la précédente, mais moins élevée, elle se distingue en outre par ses semences ridées, non lui-

santes, tuberculées, par ses feuilles plus étroites, ses
fleurs petites, blanchâtres ou purpurines, presque sessiles, axillaires, formant par leur réunion un long épi
lâche, terminal.

La racine fraîche de cette plante est rougeâtre, et
Linné dit qu'elle est employée, en Suède, par les jeunes
villageoises pour se peindre le visage.

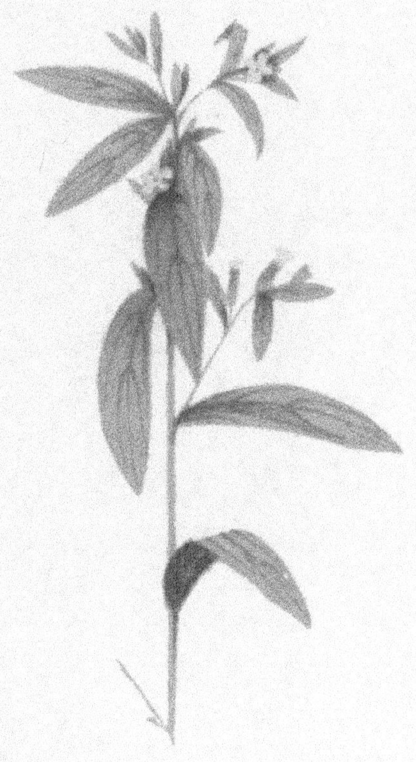
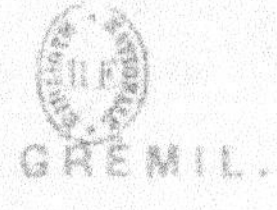

GRÉMIL.

LITHOSPERMUM OFFICINALE.

ORTIE BLANCHE.

LAMIUM ALBUM.

Famille des Labiées.

Etym.:

Syn. vulg.: Ortie-morte, Lamier-blanc, Lamion, Lamier, Archangélique, Galéopsis, Marachemin, Pied-de-Poule, Suçots-blancs.

Plante herbacée, vivace, de 30 à 40 cent. Tiges carrées, couchées à la base, puis redressées, simples ou rameuses inférieurement, pubescentes, feuilles opposées pétiolées ou les supérieures subsessiles, cordées à la base, inégalement dentées ou incisées dentées, un peu ridées. Fleurs blanches, disposées en verticilles ou glomérules de 4-10 à l'aisselle des feuilles supérieures. Calice pubescent à dents inégales, subulées, étalées après la floraison. Corolle à long tube contracté à la base, puis brusquement dilaté et droit ascendant, à lèvres un peu jaunâtres en dedans, la supérieure oblongue-allongée, courbée en faux, velue-laineuse en dehors ; l'inférieure à lobes-latéraux présentant chacun deux dents. Étamines 4 didynames, courbées sous la lèvre supérieure, anthères jaunes et noirâtres. Semences nues.

Cette plante fleurit d'avril à octobre et est très-commune dans les villages, les lieux incultes et cultivés, le bord des chemins, dans les haies et parmi les décombres. Les fleurs se vendent sous le nom de *Fleurs d'ortie blanche*, et elles sont faciles à reconnaître à leur forme bilabiée et à leur couleur blanche qu'on ne trouve dans aucune des fleurs vendues habituellement dans le commerce. On lui a donné le nom d'ORTIE-BLANCHE, à cause de la ressemblance de ses feuilles avec celle de l'ortie ; celui d'*Archangélique*, à cause de la propriété qu'elle a d'arrêter les fleurs blanches et peut-être aussi à cause de la couleur des siennes.

L'ORTIE-BLANCHE répand une odeur aromatique qui n'est pas désagréable. Sa saveur est amère. Les fleurs sont adoucissantes et béchiques et passent pour être légèrement vulnéraires et astringentes.

Ces diverses propriétés ont été contestées par les uns et recommandées par les autres. Cette divergence d'opinions provient sans doute de ce que, employée à l'état frais, cette plante a des qualités qui disparaissent à la dessiccation, ce qui nous paraît une raison pour l'employer à temps, ou chercher les moyens de lui faire survivre ses propriétés.

Dans tous les cas, il est constant que l'ORTIE-BLANCHE est d'un usage vulgaire contre les fleurs blanches, son emploi dans cette maladie remonte à la plus haute antiquité.

Elle a été également préconisée contre les hémorrhagies et les affections scrofuleuses.

On emploie les fleurs en infusion à la dose de 3 pincées pour un demi litre d'eau ; si l'on se sert des sommités fleuries il faut doubler la dose.

Les feuilles cuites, employées en cataplasme, sont émollientes et résolutives.

Dans les campagnes on fait usage de l'infusion des fleurs fraîches ou sèches dans les inflammations (ce qui ferait supposer que ces dernières ne sont point tout-à-fait inertes), en même temps qu'elles s'appliquent sur la poitrine en cataplasme fait avec le mouron blanc, ou mouron des oiseaux (Morgeline).

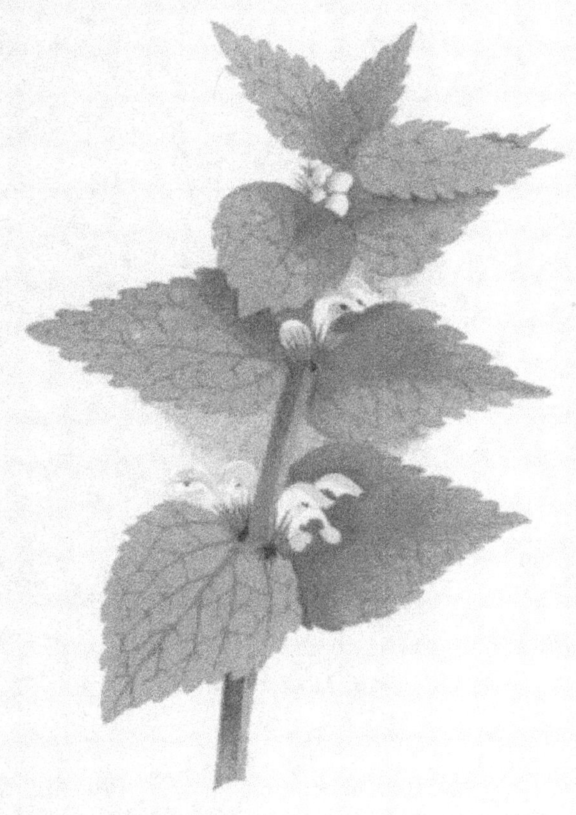

ORTIE BLANCHE.

LAMIUM ALBUM.

EUPATOIRE.

EUPATORIUM CANNABINUM.

Famille des Composées.

Etym.: De **EUPATOR**, nom d'un roi de Pont. *(Hoefer.)*

Syn. vulg : Eupatoire-d'Avicenne, Eupatoire à feuilles de chanvre, Eupatoire-des-Arabes, Eupatoire-chanvrin, Eupatoire commun, Herbe-de-sainte-Cunégonde, Chanvrine, Origan-des-Marais, Pantagruélion-sauvage, Pantagruélion-aquatique.

Plante vivace de 80 cent. à 1 m. 25. Tiges dressées, simples ou rameuses, pubescentes, souvent rougeâtres. Feuilles opposées, pétiolées, divisées en 3 segments lancéolés et dentés, pubescentes. Racines obliques, blanchâtres, un peu fibreuses. Fleurs purpurines, en capitules cylindriques-oblongs, très-nombreux, disposés en corymbe terminal rameux compacte. Capitule à 5-6 fleurons tubulés, à 5 lobes peu saillants hors du calice. Style très-saillant, bifide. Akènes presque cylindriques, à 4-5 côtes, surmontés d'une aigrette à soies disposées sur un seul rang.

L'Eupatoire est très-commun aux bords des eaux tranquilles, des fossés et dans les endroits marécageux qu'il embellit de ses fleurs en juillet, août et septembre. Son odeur est à peu près nulle, à moins qu'on ne coupe les racines, les tiges et les feuilles, ou qu'on ne les écrase dans l'état frais, elles répandent alors une odeur pénétrante se rapprochant de celle du panais sauvage. Toute la plante, les racines surtout, ont une saveur amère aromatisée et piquante, un peu analogue à celle du poivre-d'eau *(Polygonum hydropiper)*. L'amertume domine principalement dans les feuilles. Comme dans la plupart des corymbifères, l'Eupatoire renferme une petite quantité de résine qui s'y trouve unie à un mucilage âcre, amer, très-abondant, dissoluble dans l'eau bouillante, tandis que la partie résineuse est soluble dans l'alcool. Il contient en outre beaucoup de fécule amilacée, une matière de nature animale, de l'huile volatile qu'on obtient par la distillation, et plusieurs sels.

Les parties les plus utilisées de cette plante sont les feuilles et les racines. Elles sont considérées comme toniques, stimulantes, apéritives et purgatives. On en a fait usage contre les hydropisies, les catarrhes chroniques, la chlorose, les engorgements du foie et de la rate. Mais les auteurs sont loin d'être d'accord sur les propriétés médicinales de l'EUPATOIRE. Cette contradiction provient certainement de ce que les diverses parties de cette plante n'ont point été récoltées, préparées, conservées et administrées ainsi qu'il convenait. Il est incontestable en effet, que si l'on ne se procure une racine qu'après la maturation des graines, alors que la plante a dépensé à leur profit toute la sève et les principes actifs de sa base, l'on n'aura plus qu'une substance à peu près inerte, au lieu d'un médicament énergique.

Il est démontré aujourd'hui que les feuilles de l'EUPATOIRE agissent comme les toniques amers et que les racines sont évacuantes à la manière de la Rhubarbe, c'est-à-dire qu'elles purgent sans débiliter.

C'est par infusion et décoction que l'on emploie les feuilles de l'EUPATOIRE, on en met bouillir de 50 à 60 gr. par litre d'eau. Quant à son effet purgatif, voici comment on l'utilise : on prend la racine, que l'on coupe par tranches, on en met 8 ou 10 rondelles macérer dans une bouteille de vin ; 30 gr. de racine environ pour un litre de liquide alcoolique. On prend le matin, à jeun, un verre de cette macération.

L'Eupatoire est une plante injustement oubliée, qui peut remplacer dans beaucoup de circonstances, dit *Roques*, le Jalap, la Scammonée, l'Aloès, le Séné et autres purgatifs exotiques.

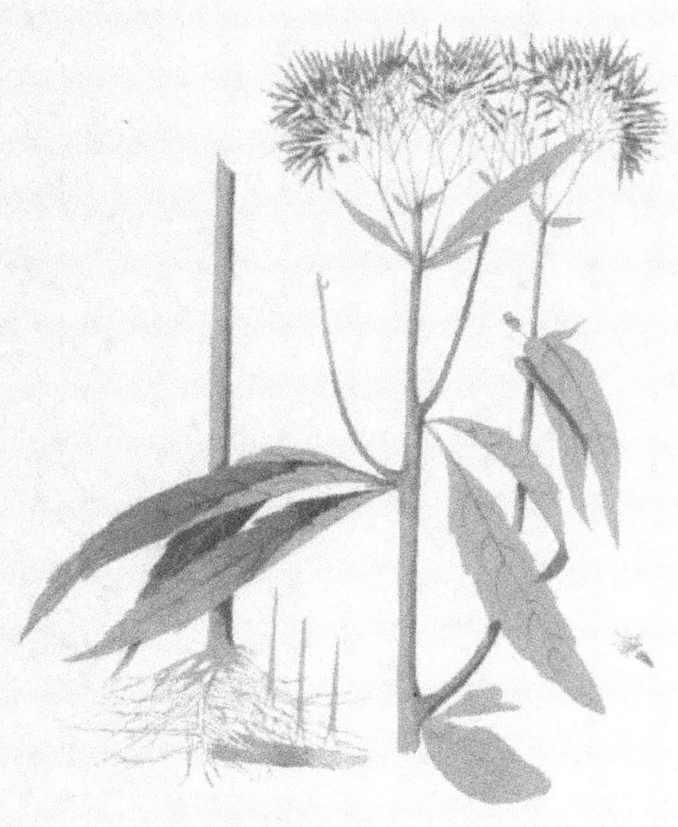

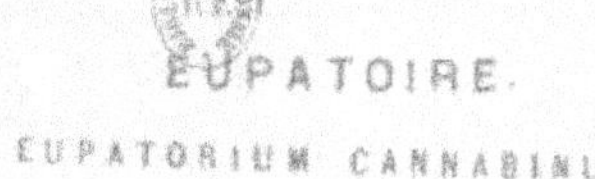

EUPATOIRE.

EUPATORIUM CANNABINUM.

—

CIRCÉE.

CIRCÆA LUTETIANA.

—

Famille des Circéacées.

Etym.: De CIRCÉE, nom de la célèbre magicienne dont parle Homère.

Syn. vulg.: Herbe-aux-Magiciennes, Herbe-de-saint-Etienne, Herbe-aux-Sorciers, Herbe-de-saint-Simon, Herbe-enchanteresse, Circée-des-Parisiens, Tierce.

Plante vivace, herbacée, à souche traçante, tige de 30 à 60 cent. dressée, simple ou rameuse, légèrement pubescente. Feuilles opposées glabres, luisantes, lon-

guement pétiolées, ovales aiguës, lâchement dentées.
Fleurs blanches, souvent striées de rose, disposées en
grappes effilées dressées, pédicelles florifères hori-
zontaux, les fructifères réfractés. Calice à tube soudé
avec l'ovaire. Corolle à 2 pétales insérés au sommet du
tube du calice sur un disque assez développé. Étamines 2, style filiforme, stigmate émarginé. Fruit obo-
vale, chargé de longs poils crochus, coriace, indéhis-
cent.

La CIRCÉE est une plante d'un port agréable
qui croît assez abondamment dans les endroits humides des bois et sur le bord des ruisseaux ombragés.
Elle fleurit de juin en août.

Les propriétés médicinales de la CIRCÉE paraissent
peu connues. Quelques auteurs la croient résolutive,
détersive et vulnéraire, et comme telle l'ont employée et recommandée en cataplasme contre les hémorrhoïdes ; d'autres, au contraire, la rangent parmi
les plantes suspectes.

La réputation de la CIRCÉE n'en remonte pas moins
pour cela à une haute antiquité, mais elle servait alors
à la préparation des philtres et des enchantements que
les prétendus sorciers et magiciens livraient à la cré-
dulité publique.

Au point de vue industriel on peut se servir de la racine pour teindre en jaune. (*Duchesne*).

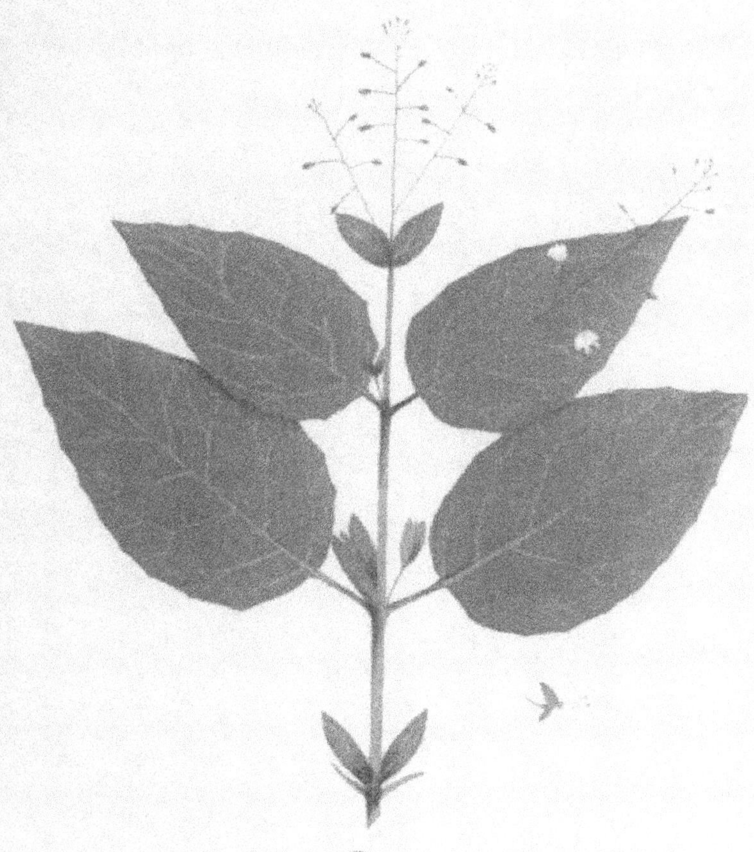

CIRCÉE.

CIRCÆA LUTETIANA.

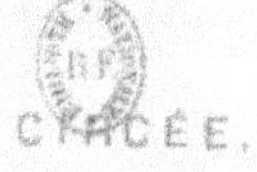

COLCHIQUE.

COLCHICUM AUTUMNALE.

Famille des Colchicacées.

Étym. : De COLCHIS, la Colchide, pays qui passait pour être très-fertile en poisons.

Les Grecs lui donnaient aussi le nom d'ÉPHÉMÉRON, qui ne dure qu'un jour, à cause de la rapidité avec laquelle passent ses fleurs (*Hoefer*).

Syn. vulg. : Colchique-d'Automne, Safran-des-Prés, Safran-sauvage, Safran-bâtard, Safran-d'Automne, Mort-aux-Chiens, Mort-Chien, Tue-Chien, Veilleuse, la Veillette ou Veillotte, Chenarde, Cul-tout-nu, Dame-nue, Faux-Safran, Flamme-nue, Lin-Vert, Narcisse-d'Automne, la Chienne, l'Émuilette.

Plante vivace, herbacée, bulbeuse, à bulbe solide, entouré d'une tunique membraneuse noirâtre, constitué par le renflement de la base de la tige de l'année et de celle de l'année précédente, fibres radicales touffues. Feuilles radicales à nervures parallèles, lancéolées, presque planes, sessiles, amplexicaules à leur base, paraissant après les fleurs et en même temps que le fruit. Fleurs paraissant à l'automne, avant les feuilles qui poussent au printemps suivant, d'un lilas tendre, grandes, belles, s'allongeant en un tube de 6 à 10 cent., entourées de gaînes membraneuses à la base de leurs lobes. Étamines 6, insérées à la gorge du périanthe, à filets filiformes surmontant 3 carpelles soudés entre eux à la base et libres au sommet. Capsules assez grosses, graines nombreuses subglobuleuses.

Le COLCHIQUE est commun dans les pâturages, les prés humides. Son emploi remonte à la plus haute antiquité. Les anciens lui attribuaient une foule de propriétés que bien certainement ils n'avaient point expérimentées. C'est surtout comme poison qu'ils le connaissaient.

Le COLCHIQUE ne fut véritablement employé qu'à partir de 1763, époque à laquelle le célèbre *Storck* appela l'attention sur lui.

On fait usage des bulbes, des semences et des fleurs.

Les bulbes se récoltent, d'après les uns au mois de novembre. Selon d'autres, ce serait en juin ou en juillet qu'ils seraient dans toute leur vigueur, car, aussitôt après cette époque, ils donnent naissance au nouveau bulbe qui fleurit en automne et qui se nourrit au détriment de l'ancien, qui dépérit et finit par disparaître. Quant à nous, si nous avions à recueillir le bulbe et le fruit du Colchique, c'est la fin du printemps que nous choisirions pour cela.

Le bulbe récent contient un suc laiteux, âcre, drastique et d'une odeur particulière. La dessiccation lui fait perdre une partie de ses propriétés.

Les semences, qui ont une saveur encore plus âcre, passent pour plus constantes dans leurs effets que les bulbes, en ce que l'époque propice de la récolte est plus facile à saisir.

Les fleurs ont été employées fraîches et ont paru donner de bons résultats. Quant aux feuilles, qui sont vénéneuses pour les animaux qui en mangent, elles doivent posséder des vertus médicinales manifestes ; jusqu'à ce jour, aucune expérience n'a été faite à ce sujet, bien que la récolte soit des plus facile.

MM. *Pelletier* et *Caventou* ont retiré du tubercule de Colchique : 1° une matière grasse composée d'élaïne, de stéarine et d'un acide volatil particulier ; 2° un alcali végétal qu'ils ont cru être semblable à celui trouvé dans la racine de *Veratrum album*, et auquel ils ont donné le nom de *Vératrine* ; 3° une matière colorante jaune ;

4° de la gomme ; 5° de l'amidon ; 6° de l'inuline en abondance ; 7° du ligneux.

Depuis, MM. *Hesse* et *Geiger* ont annoncé que l'alcaloïde du tubercule et des semences du COLCHIQUE différait de la Vératrine et lui ont donné le nom de *Colchicine*. Cet alcaloïde est amer, très-vénéneux, mais non âcre ni sternutatoire ; il est cristallisable, fusible à une douce chaleur, soluble dans l'eau, l'alcool et l'éther.

Le COLCHIQUE a été employé comme drastique et diurétique dans différentes maladies. Mais c'est surtout comme anti-goutteux et anti-rhumatismal qu'il se recommande. Il ne doit être, d'ailleurs, prescrit que par des médecins expérimentés ; nous ne saurions trop insister sur ce point, parce que c'est un médicament dont il faut se défier et dont il faut craindre la brusque puissance toxique.

Le COLCHIQUE fait la base de l'Eau médicinale d'Hudson, des Gouttes de Regnold, de l'Anti-goutteux de Want, des Pilules de Lartigue, de la Teinture de Cocheux, du Vin d'Anduran (formule du Codex), etc.

L'inexpérience des enfants qui croient trouver une friandise dans le bulbe de cette plante, a valu à quelques-uns d'eux de terribles avertissements, quand la mort ne les a pas emportés.

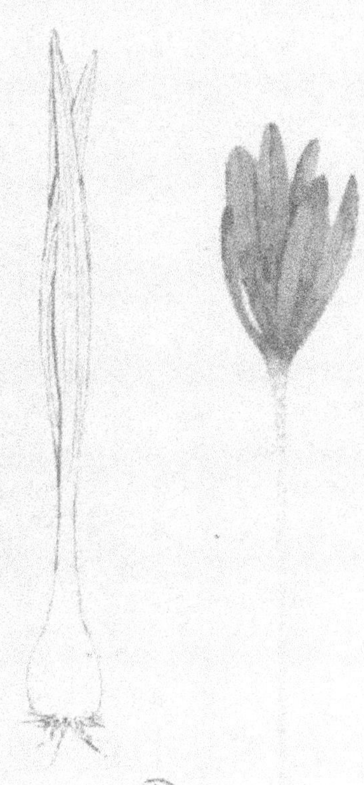

COLCHIQUE.

COLCHICUM AUTUMNALE.

———

MERCURIALE.

MERCURIALIS ANNUA.

———

Famille des Euphorbiacées.

Etym. lat.: MERCURIALIS HERBA, ou simplement MERCURIALIS, de Mercurius, Mercure. (*Littré.*)

Syn. vulg.: Aremberge, Cagarelle, Caquelit, Caquenlit, Chiolle, Foirande, Foirande, Foirolle, Lenzette, Lenzente, Luzotte, Marquois, Mercoret, Mercuriale annuelle, Mercuriale femelle ou à épis, Ortie-bâtarde, Ortie-morte-bâtarde, Quinquenlit, Ramberge, Rimberge, Sambarge, Vignette, Vignoble, Vignolle, Herbe-à-la-Foirade.

Plante annuelle, dioïque, de 20 à 60 cent., à racine pivotante. Tige dressée, anguleuse, rameuse souvent dès la base, à rameaux opposés dressés. Feuilles opposées, pétiolées, ovales ou ovales-lancéolées, lâchement dentées, un peu ciliées. Fleurs mâles en glomérules espacés, disposés en épis nus axillaires, grêles, longuement pédonculés ; calice à 3 sépales ; corolle nulle. Étamines 8-12, quelquefois plus, filets libres assez longs. Fleurs femelles réunies par deux sur des pédoncules presque sessiles ; calice corolliforme à 3 divisions profondes ; ovaire hérissé de pointes, surmonté de 2 styles. Capsule hispide. Graines subglobuleuses, rugueuses.

La Mercuriale est très-commune. On la rencontre abondamment dans les jardins négligés, dans les lieux humides et dans les villages, où elle fleurit tout l'été. Il importe, lorsque l'on veut l'employer à l'état frais, de la cueillir avant la floraison. Elle répand, quand on la froisse entre les doigts, une odeur nauséabonde, sa saveur est amère, salée et fort désagréable.

La Mercuriale est une de nos vieilles plantes dont les qualités purgatives et diurétiques étaient déjà connues du temps d'*Hippocrate*, qui en faisait le plus grand cas.

Dioscoride, *Galien*, l'employaient habituellement à titre de purgatif et la prescrivaient pour purger les femmes enceintes et délicates, et les vieillards atteints de constipation.

Depuis, la Mercuriale a été d'un usage presque constant, et il n'est pas dans les campagnes de sage-femme
ou de garde-malade qui n'en prépare des lavements
avec une poignée de feuilles fraîches bouillies dans un
litre d'eau, pour soulager les femmes en couches.

Tous les praticiens connaissent l'emploi du miel que
l'on prépare avec le suc exprimé de la plante fraîche et
le miel commun. Ce miel, appelé Miel Mercurial ou
Miel de Mercuriale, est une excellente préparation pour
rendre les lavements laxatifs.

La Mercuriale, d'après une étude spéciale faite par le
docteur *Jules Massé*, serait propre à activer la secrétion
urinaire, ce qui confirme l'opinion émise par nos vieux
auteurs sur les vertus diurétiques de cette plante.

On préparait autrefois, dit *Cazin*, un sirop de Mercuriale composé qui a joui d'une grande vogue sous le
nom de *Sirop de Longue-Vie*. Ce sirop, tombé dans
l'oubli pour avoir été trop vanté, a pour base le suc de
Mercuriale, la racine d'Iris germanique et celle de Gentiane infusés dans du vin blanc. Tout à la fois laxatif
et tonique, il convenait dans tous les cas où se présente
la double indication de fortifier les organes et, en même
temps, de lâcher le ventre.

Dans quelques contrées et malgré son goût fade et
désagréable, on mange la Mercuriale annuelle cuite

avec d'autres herbes oléracées en guise d'épinards. Cependant il ne faudrait pas la confondre avec la MERCU-RIALE vivace (Mercurialis perennis), appelée aussi *Chou-de-Chien*, *Mercuriale-des-Montagnes*, *Mercuriale-des-Bois*, *Mercuriale sauvage*, qui est vraiment vénéneuse. Celle-ci se distingue par ses tiges simples, dressées, de 20 à 40 cent., ses feuilles pubescentes sur les deux faces, un peu rudes au toucher, et ses capsules rudes et velues, assez grosses.

On la rencontre ordinairement dans les bois. L'espèce d'empoisonnement qu'elle produit, dit *Roques*, est marqué par l'assoupissement, la céphalalgie, des anxiétés, des vomissements, des convulsions. Les remèdes les plus efficaces sont les vomitifs administrés promptement.

Le suc de cette plante teint en bleu peu solide.

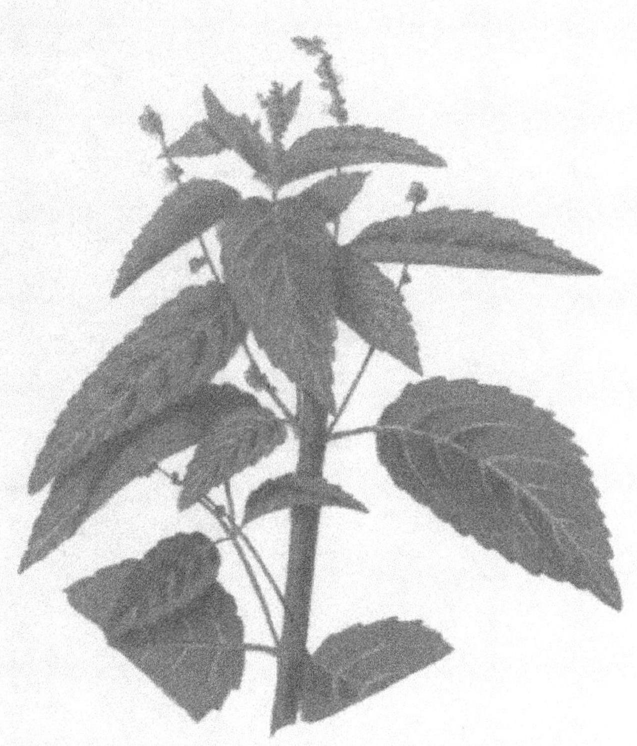

MERCURIALE.

MERCURIALIS ANNUA.

HERBE-A-ROBERT.

GERANIUM ROBERTIANUM.

Famille des Géraniacées.

Étym.: Du grec GÉRANOS (grue), de la forme du fruit, figurant
une sorte de bec comparable au bec de grue.

Syn. vulg.: Géranion, Géranion-à-Robert, Herbe-à-l'Esquinancie, Bec-de-Grue, Bec-de-Cigogne, Patte-d'Alouette,
Persil-Marsigouin, Pied-de-Colombe, Pied-de-Pigeon, Rober-
tin, Géraine-Robertin.

Plante herbacée, annuelle, très-odorante. Tiges de
25 à 50 cent. dressées, rameuses, souvent rougeâtres,
velues, glanduleuses surtout au sommet. Feuilles opposées, pétiolées, divisées en trois lobes-pinnatifides

dentés, un peu poilues, ayant de petites stipules. Fleurs purpurines striées ; pédoncule plus long que les feuilles, bifurqué au sommet et portant deux fleurs. Calice tubuleux à sépales connivents après la floraison, assez longuement aristés. Corolle à 5 pétales entiers environ une fois plus long que le calice. 10 étamines. Fruit à 5 coques ridées sur le dos, velues, terminé en pointe ou bec allongé.

Cette plante qui est très-commune croît sur les vieux murs, dans les décombres, les haies, buissons, lieux frais et incultes, où elle fleurit d'avril à octobre. C'est à la couleur rouge de sa tige qu'elle doit probablement son nom. Les anciens la nommaient *Ruberta*, *Rubertiana*, de *Ruber*, (rouge); d'autres l'ont appelée par altération, *Rupertiana*, puis *Robertiana*, *Robert* ou *Herbe-à-Robert*.

L'Herbe-a-Robert exhale une odeur désagréable que l'on qualifie d'hircinienne, de bitumeuse ou d'analogue à l'odeur de l'urine des personnes qui ont mangé des asperges. Toute la plante est amère, astringente, vulnéraire et détersive. Elle est employée en gargarisme contre les inflammations de la gorge; dans l'hémorrhagie et autres écoulements passifs; en cataplasme, comme résolutif des engorgements des mamelles. Son suc étendu dans l'eau ou le petit lait produit de bons effets comme diurétique.

Dans les campagnes l'HERBE-A-ROBERT est employée, non sans succès, contre l'esquinancie. On s'en sert encore en fomentation dans les inflammations superficielles de la peau et en cataplasme comme le cerfeuil, dans l'ophtalmie.

Cazin dit l'avoir vu administrer avec avantage, en décoction concentrée, dans l'hématurie des bestiaux.

Son suc d'après *Linné*, chasserait les punaises.

L'HERBE-A-ROBERT s'emploie en décoction à la dose de 15 à 30 gr. pour 500 gr. d'eau, en tisane; de 30 à 60 gr. pour 500 gr. d'eau, en lotions, injections, gargarismes. En cataplasme, on pile la plante verte ou bien on la fait bouillir sèche dans l'eau qu'on laisse réduire d'un quart.

Les feuilles, macérées dans du vin pendant douze heures, étaient anciennement employées dans les hémorrhagies.

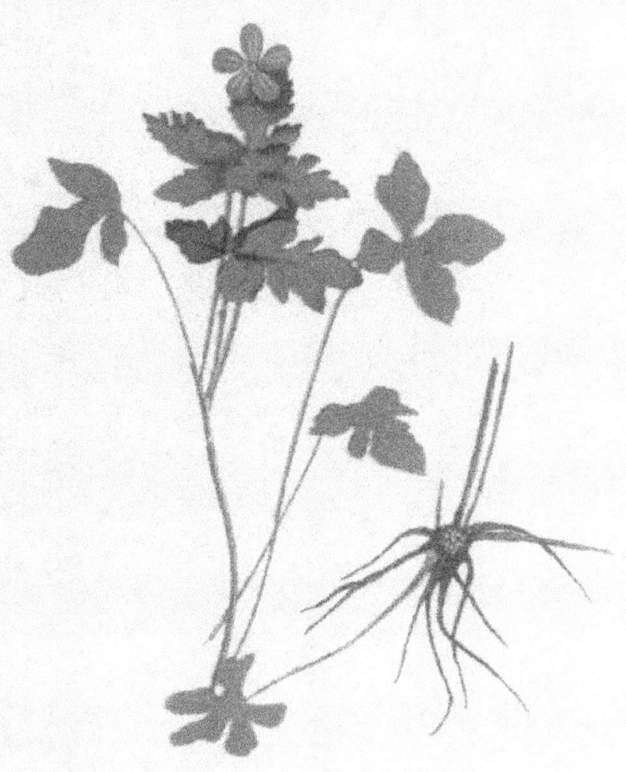

HERBE A ROBERT
GERANIUM ROBERTIANUM

ALLIAIRE.

ERYSIMUM ALLIARIA.

Famille des Crucifères.

Etym.: De l'odeur alliacée qu'elle répand quand on l'écrase.

Syn. vulg.: Julienne-Alliaire, Herbe-aux-Aulx, l'Herbe-aux-
Ailles, l'Herbe-aux-Aillets.

Plante herbacée, bisannuelle, haute de 50 à 80 cent.
Tiges solitaires ou peu nombreuses, dressées, simples
ou rameuses supérieurement, velues dans leur partie
inférieure. Feuilles alternes, presque glabres, pétiolées ;
les inférieures longuement pétiolées, réniformes cor-

dées, largement crénelées ; les supérieures ovales cordées, dentées à dents larges inégales. Fleurs blanches, petites, pédoncule court, en grappe lâche à l'extrémité du rameau. Calice à 5 sépales étroits, caducs. Corolle deux fois plus grande que le calice, à 4 pétales onguiculés, en croix, cordiformes obtus et entiers. Etamines 6, dont deux plus courtes. Siliques étalées, 7-8 fois plus longues que le pédicelle.

L'Alliaire croît dans les lieux frais et ombragés, dans les buissons, le long des haies et des fossés. Elle fleurit d'avril à juin. Les feuilles exhalent lorsqu'on les écrase une odeur d'ail très-prononcée. La dessication affaiblit ce goût et cette odeur et lui ôte une partie de son énergie, aussi doit-on l'employer récente.

Cette plante qui n'est presque plus usitée aujourd'hui, est cependant stimulante, diaphorétique, béchique, diurétique et antiscorbutique. Elle a été recommandée en décoction comme un excellent remède contre les vers et pour faciliter l'expectoration dans l'asthme et le catharre chronique.

Le suc de l'Alliaire a été également employé avec avantage sur des ulcères sordides et gangréneux.

L'infusion de cette plante se prépare à la dose de 30 à 60 gr. par litre d'eau.

La décoction se prépare à la même dose.

Quelques personnes, surtout celles qui aiment l'ail, la mangent en salade, ou écrasée sur du pain avec du beurre, d'autres la mettent dans les ragoûts.

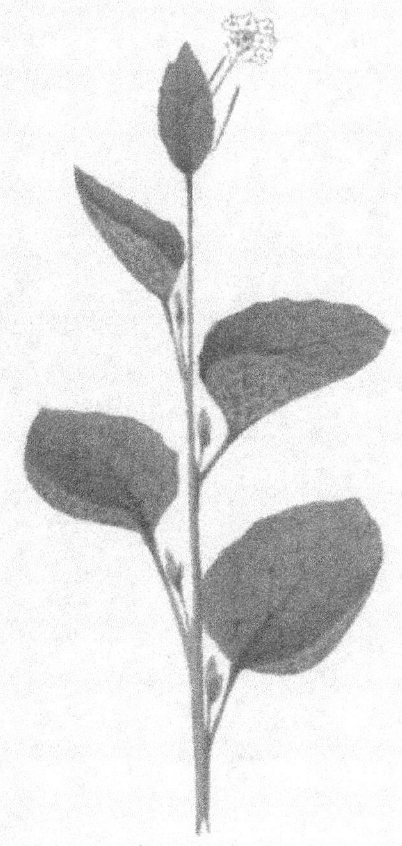

ALLIAIRE.

ERYSIMUM ALLIARIA.

SANICLE.

SANICULA EUROPÆA.

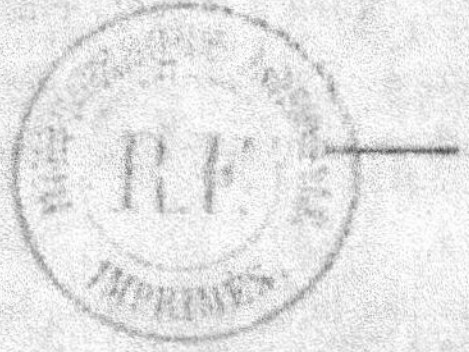

Famille des Ombellifères.

Etym.: Diminutif (Sanicula) de sana (plante), la plante saine,
nom qui se comprend avec le rôle assez important que la
SANICLE jouait et joue encore dans la médecine populaire.
(*Littré.*)

Syn. vulg.: Herbe-de-Saint-Laurent, Sanicle commune,
Sanicle mâle, la Séulèque ou Sénicle, le Sanique, Herbe-de-
Deffaut.

Plante vivace, herbacée, de 30 à 60 cent. de hauteur.
Racine noueuse, assez grosse, très-brune. Tiges
simples, grêles, un peu raides, dressées, nues ou ne

portant qu'une ou deux feuilles. Feuilles radicales longuement pétiolées et disposées en rosette, luisantes,
glabres, palmées ou profondément divisées en 3 ou
5 lobes dentés ou incisés, dents terminées par une soie
raide. Fleurs blanches ou rosées, polygames, disposées
en ombelle composée de 3 ombellules arrondies, avec
involucre ou involucelles. Calice à 5 dents lancéolées-
inéaires presque foliacées. Pétales 5, 5 étamines;
2 styles. Fruit subglobuleux couvert d'aiguillons crochus.

La Sanicle croît dans les bois humides, les lieux
ombragés ou montueux, fleurit d'avril à mai et fructifie
en juin-juillet. On doit récolter cette plante avant que
les fleurs ne soient épanouies. Séchée, elle ne perd rien
de sa saveur ni de ses propriétés.

La Sanicle est peu odorante, sa saveur est légèrement
acerbe, amère, principalement dans la racine. Sa
renommée était grande autrefois. Elle était surtout
vantée comme vulnéraire, astringente, propre à guérir
le cancer, les ulcérations intérieures, les contusions,
les fractures et les plaies. C'était, en un mot, une sorte
de panacée qui avait eu de l'école de Salerne l'honneur
de ce distique :

> Qui a la Bugle et la Sanicle
> Fait aux chirurgiens la nique.

Aujourd'hui, elle est bien déchue de son antique réputation, et cependant cette plante ne mérite pas l'oubli dans lequel elle est tombée. C'est un astringent utile dans les diarrhées, les dyssenteries, les hémorrhagies. A l'extérieur, on en fait usage comme tonique et détersif.

Les cultivateurs, d'après *Cazin*, donnent la SANICLE, sous le nom d'*Herbe-de-Deffaut*, aux vaches qui viennent de vêler, afin de favoriser l'expulsion de l'arrière-faix.

Elle entre également dans la composition du Vulnéraire suisse.

La SANICLE se prend en infusion, à la dose de 30 à 60 gr. par litre d'eau.

Le suc, à la dose de 50 à 100 gr.

Dans les campagnes, les paysans broient une poignée de SANICLE, la font macérer, pendant une nuit, dans un verre de vin blanc, passent le tout par un linge, avec forte expression, et font avaler ce remède à jeun contre les hémorrhagies et surtout contre le cra-

chement de sang, les diarrhées et dyssenteries chroniques (*Cazin*).

Le dictionnaire botanique et pharmaceutique dit la
même chose.

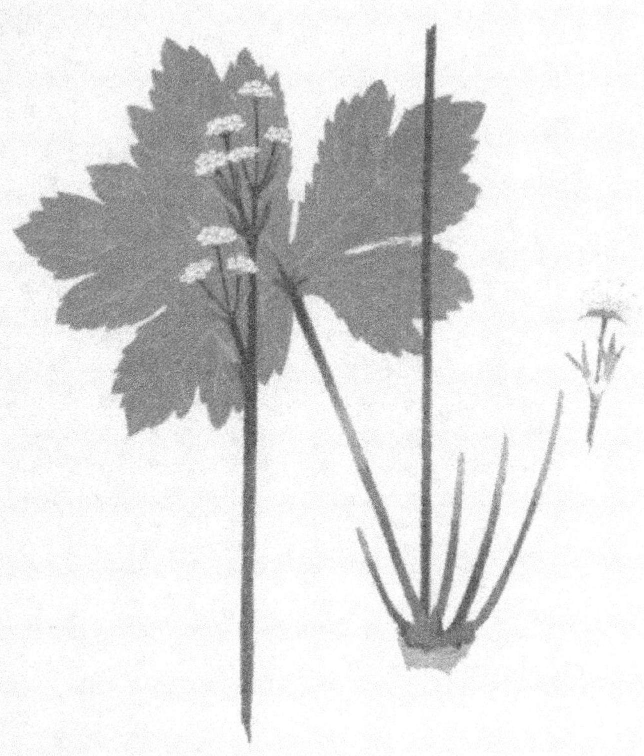

SANICLE.

SANICULA EUROPÆA.

PETIT-HOUX.

RUSCUS ACULEATUS.

Famille des Asparaginées.

Étym.: Origine inconnue. *Littré* pense néanmoins que le nom de Fragon, sous lequel le PETIT-HOUX est fréquemment appelé, pourrait venir du latin FRAGUM (fraise), à cause de quelque assimilation, ou être un dérivé de FRICARE (frotter), parce que le PETIT-HOUX est épineux.

Syn. vulg.: Houx-Frelon, Fragon, Fragon piquant, Myrte sauvage ou épineux, Housson, Bruse ou Busc, Buis piquant, Faux-Buis, Fleusonnette, Fourgon, Fricon, Guétrou, Houdin, Houx-Fragon, Hudin, Rusque, Epine-de-Rat, Housset, Frelon, Frayon, Fesse-Larron.

Sous-arbrisseau toujours vert de 50 cent. à 1 mètre. Souche oblique, traçante, à fibres radicales très-longues, épaisses, charnues. Tiges rameuses, munies de feuilles alternes nombreuses, ovales-allongées en pointes épineuses, sessiles, coriaces, d'un vert foncé. Fleurs dioïques par avortement, blanchâtres, petites, solitaires et sessiles dans l'aisselle d'une petite écaille sur le milieu de la face supérieure des feuilles, composées d'un calice pétaloïde à 6 divisions. Étamines 3, à filets soudés en un tube ovoïde qui, dans les fleurs mâles, porte les 3 anthères réunies entre elles et réfléchies en dehors, et qui, dans les fleurs femelles, est dépourvu d'anthère. Baies rouges, environ de la grosseur d'une petite cerise, persistant pendant l'hiver. Graines assez grosses, globuleuses.

Le Petit-Houx croît dans les bois, taillis, buissons ombragés. Ses baies rouges, sphériques, jointes à ses feuilles vertes et piquantes, l'ont fait comparer au Houx commun (*Ilex aquifolium*) et lui ont valu son nom. Ses fleurs paraissent au printemps et ses fruits ne mûrissent que dans l'hiver. Sa racine est d'un blanc fauve et s'arrache en septembre pour être séchée et conservée ; cette dernière présente en masse une légère odeur térébinthacée. Sa saveur est à la fois sucrée et amère.

Toutes les parties du Petit-Houx sont utilisées en médecine, principalement la racine, dont les propriétés diurétiques sont généralement reconnues. Elle fait, du reste, partie des racines apéritives et on la prescrit dans les hydropisies, les maladies des voies urinaires, ainsi que dans les obstructions, la jaunisse, la chlorose et les tumeurs scrofuleuses, comme fondante.

Boerhaave recommande comme un excellent remède contre la colique néphrétique et l'hydropisie, la décoction des feuilles de PETIT-HOUX, prise à la dose d'un verre, le matin à jeun, et continuée pendant quelque temps.

Les baies se prennent tous les matins, à la quantité de 8 à 16 gr., contre l'ardeur d'urine et la gonorrhée.

En général, la décoction de la racine du PETIT-HOUX se prépare à la dose de 30 à 60 gr. et plus par litre d'eau.

La macération : 60 à 100 gr. dans un litre de vin blanc.

Dans les campagnes, les jeunes pousses du PETIT-HOUX se mangent comme les asperges. C'est, dit *Roques*, l'entremets du fermier, du berger et du braconnier. Dans les lieux où cet arbrisseau est abondant, on s'en sert pour chauffer le four. En Bretagne, on fait avec les tiges des balais nommés *gringons*, qui servent pour nettoyer les vases et autres ustensiles de cuisine.

Il n'est pas d'arbrisseau plus propre à parer la nudité de la terre ; dans nos bosquets, il se multiplie de lui-même par ses racines traçantes, pourvu qu'il soit à l'ombre. Il produit un effet très-agréable en tout temps par son son feuillage d'un vert foncé, en hiver par le rouge éclatant de ses baies. Ces dernières renferment une graine qui, torréfiée et moulue, imite assez bien le café de la Martinique. Dans quelques contrées, notamment en Corse, on en fait, dans les campagnes, un fréquent usage.

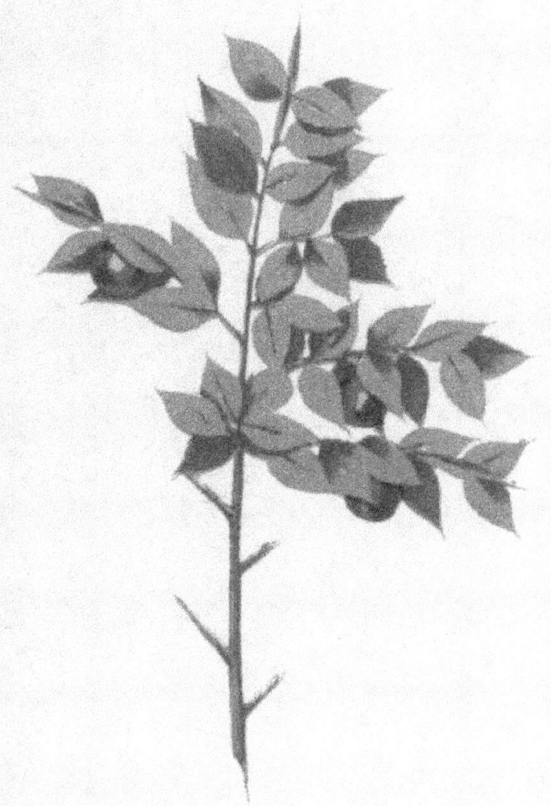

PETIT HOUX.
RUSCUS ACULEATUS.

MENTHE POIVRÉE.

MENTHA PIPERITA.

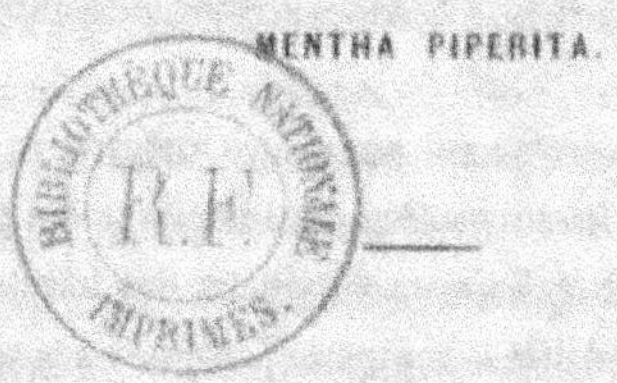

Famille des Labiées.

Etym. : De MINTE, maîtresse de Pluton, transformée en plante
par Proserpine (*A. Bossu.*)

Syn. vulg. : Menthe, Menthe anglaise.

Plante vivace de 40 à 60 cent., glabre ou ne présentant que quelques poils sur les tiges et les nervures des
feuilles. Tiges dressées ou ascendantes, simples ou
rameuses. Feuilles opposées, oblongues lancéolées,
pétiolées, dentées en scie, d'un vert foncé en-dessus,
plus pâle en-dessous. Fleurs violacées ou rougeâtres,
disposées en glomérules munis de bractées étroites,

petites et formant un épi court et serré à la partie supérieure de la tige. Calice tubuleux campanulé. Corolle infundibuliforme à 4 lobes, le supérieur plus large, émarginé plus rarement presque entier. Étamines 4, presque égales. Ovaire à 4 lobes. Style ordinairement bifide.

La Menthe poivrée passe pour être originaire d'Angleterre. Elle est fréquemment cultivée dans les jardins et quelquefois naturalisée au voisinage des habitations, où elle fleurit de juillet à septembre. Toutes ses parties, et surtout les feuilles et les sommités, ont une odeur pénétrante aromatique et une saveur d'abord chaude et piquante, mais qui produit bientôt après dans la bouche un sentiment de fraîcheur fort agréable. Elle doit cette propriété à son huile essentielle. Elle contient aussi un peu de tannin. La Menthe fournit 2 à 3 % de son poids d'huile volatile, et il paraît que cette huile a d'autant plus de qualité qu'elle est obtenue de la plante venue dans une contrée plus froide, ce qui explique la supériorité marquée de l'huile volatile de Menthe anglaise.

La Menthe est employée, depuis les temps les plus reculés, contre les gastralgies, les flatuosités, les palpitations. Son action énergique sur le système nerveux l'a mise au rang des plus puissants antispasmodiques.

On l'utilise avantageusement comme tonique, stimulant, emménagogue et vermifuge.

L'infusion théiforme de MENTHE POIVRÉE soulage les hypochondriaques, les femmes hystériques, les personnes sujettes à des flatuosités qui distendent l'estomac d'une manière douloureuse. Voilà pourquoi, dit *Roques*, Martial donne à la MENTHE l'épithète de *ructatrix*. Elle est utile toutes les fois qu'il s'agit de fortifier les organes, de ranimer les fonctions dans la débilité générale ou locale, et par conséquent de faciliter l'expectoration, de ranimer la transpiration cutanée chez les sujets lymphatiques, les vieillards cacochymes.

La MENTHE POIVRÉE a été vantée comme diminuant la sécrétion laiteuse, prise en infusion. Appliquée en fomentation sur les seins, elle empêcherait une nouvelle secrétion de lait et s'opposerait aux accidents des affections dites laiteuses. Du reste, l'infusion aqueuse ou vineuse de cette plante, en lotions, fomentations, est d'un usage populaire dans les engorgements froids, les contusions, les ecchymoses, les ulcères atoniques.

Les anciens avaient encore reconnu à la MENTHE POIVRÉE une autre propriété. *Dioscoride* et *Galien* en ont parlé comme d'une plante aphrodisiaque. *Hippocrate*, au contraire, dit qu'elle diminue les désirs vénériens *lorsqu'on en fait souvent usage*. Ces deux manières de voir, bien qu'opposées, ont peut-être quelque chose de vrai. En effet, la MENTHE POIVRÉE, à cause de la grande quantité de camphre qu'elle contient, peut légitimer cette dernière opinion, tandis qu'au contraire, si on n'en prend qu'en passant et qu'à de longs intervalles, elle peut exciter l'appareil génital par ses propriétés excitantes.

L'usage de la MENTHE POIVRÉE est universellement répandu, les confiseurs la font entrer dans la composition de diverses liqueurs, ils en préparent ces pastilles si connues par la sensation agréable de froid piquant qu'elles laissent dans la bouche et qui succède à une sensation de chaleur stimulante. Les parfumeurs l'emploient souvent pour aromatiser des huiles, des pommades, etc. Elle fait partie des médicaments les plus usuels de la Chine, où elle est nommée *Lint sao*, ce qui ferait supposer, dit *Guiboury*, qu'il serait possible qu'elle fût originaire d'Asie, d'où MM. les Anglais l'auraient importée.

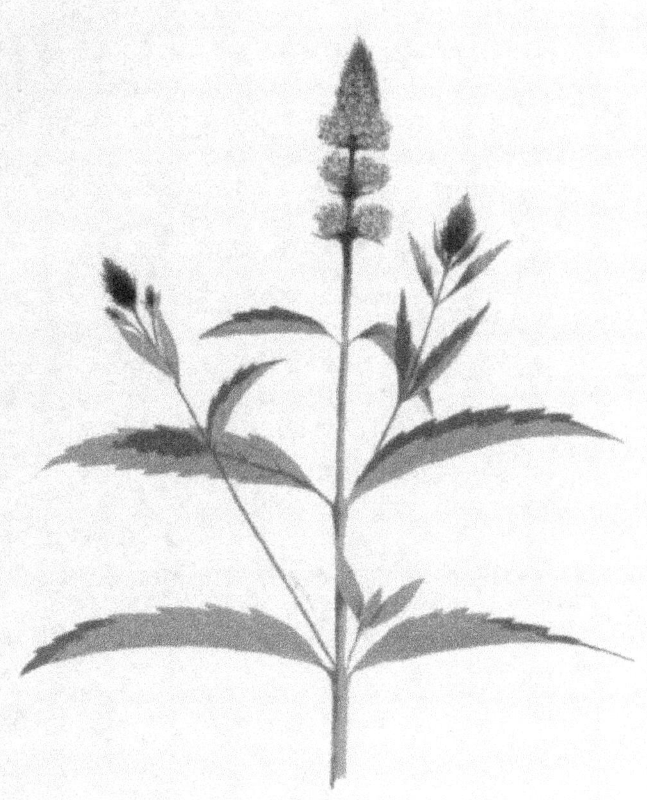

MENTHE POIVRÉE.

MENTHA PIPERITA.

JACÉE.

CENTAUREA JACEA.

Famille des Composées.

Etym. : De CENTAURE, nom d'un être mythologique qui, blessé
par une flèche d'Hercule, avait été guéri par l'application
de la plante portant le même nom.

Syn. vulg. : Jacée-des-Prés, Rhapontic vulgaire, Tête-de-
Moineau, Barbeau.

Plante vivace. Tiges de 30 à 80 cent., plus ou moins
nombreuses ou solitaires, simples ou rameuses supérieurement, un peu rudes, ordinairement pubescentes.

Feuilles rudes, surtout sur les bords, oblongues-lancéolées, entières, dentées ou sinuées, très-rarement pinnatipartites, les inférieures atténuées en long pétiole, les supérieures sessiles. Capitules subglobuleux, plus ou moins nombreux, solitaires à l'extrémité des rameaux. Involucre à folioles glabres, brusquement terminées par un appendice scarieux, lacéré ou cilié. Fleurons purpurins, tous égaux, hermaphrodites, ou ceux de la circonférence stériles, plus grands ou rayonnants. Akènes dépourvus d'aigrettes, ou aigrette beaucoup plus courte qu'eux.

La JACÉE est commune dans les prairies, les pâturages, sur la lisière des bois, ainsi que sur les coteaux arides ou herbeux. Elle fleurit de juin à septembre.

Cette plante, bien que peu usitée aujourd'hui en médecine, est astringente, amère et vulnéraire. Elle était employée autrefois pour guérir les aphthes de la bouche, pour résoudre les ulcères, et on la recommandait pour les tumeurs de la gorge, des amygdales et de la luette.

L'herbe et les fleurs de la JACÉE sont encore considérées dans les campagnes comme ayant une vertu anti-ulcéreuse.

Cette plante se prend en infusion, à la dose de 2 à

4 gr., et en poudre, dans des bouillons astringents, à la dose de 2 gr.

Au point de vue industriel, la Jacée peut rendre des services comme plante tinctoriale. Elle fournit une belle couleur jaune qui équivaut, d'après *Hoefer*, à celle du *Serratula tinctoria*.

Les troupeaux la broutent dans les pâturages.

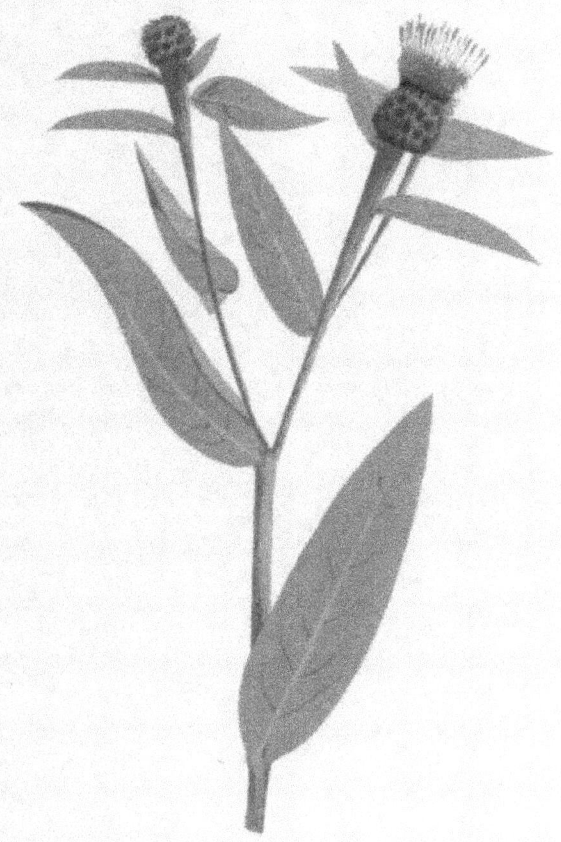

JACÉE.

CENTAUREA JACEA.

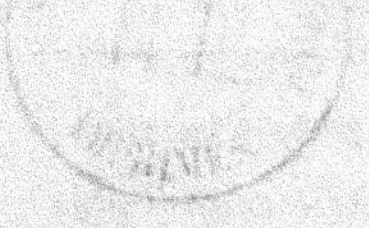

RUE.

RUTA GRAVEOLENS.

Famille des Rutacées.

Étym. : Le nom de Rue paraît venir, selon l'opinion de quelques
auteurs, du grec *reô* (couler), à cause de la vertu abortive
de la plante.

Syn. vulg. : Rue odorante, Rue commune, Rue-des-Jardins,
Rue puante, Rue sauvage, Rue domestique, Herbe-de-Grâce,
Rue fétide, Rue officinale, Ruda, Rouda, Pégarion.

Plante vivace. Tige sous-frutescente d'environ un
mètre de hauteur, rameuse dès la base. Rameaux supérieurs herbacés, glauques. Feuilles pinnatiséquées,
glauques, à folioles cunéiformes, un peu épaisses et
charnues, parsemées de points glanduleux transpa-
rents. Fleurs jaunes, en corymbe paniculé rameux.
Calice à 4 divisions aiguës, étalé. Corolle à 4 pétales
rarement 5, ovales, à bords sinués et relevés en forme
de cuiller. Étamines 8 ou 10, insérées sur un disque

hypogyne jaunâtre. Ovaire fendu en 4 ou 5 parties, rugueux et glanduleux à sa surface ; style central plus court que les étamines. Capsule globuleuse à 4 ou 5 côtes rugueuses, s'ouvrant par leur partie supérieure et interne.

La Rue croît naturellement sur les montagnes et dans les lieux stériles des contrées méridionales. Elle est fréquemment cultivée dans les jardins et se rencontre quelquefois subspontanément dans le voisinage des habitations. Elle fleurit en juin, juillet et août. On doit récolter les tiges garnies de beaucoup de feuilles avant que les fleurs soient épanouies. La dessiccation faite avec beaucoup de soin ne diminue pour ainsi dire pas ses propriétés.

Cette plante est remarquable par l'odeur forte, pénétrante, aromatique et désagréable qu'elle exhale et par sa saveur amère, âcre et piquante.

Les propriétés de la Rue sont extrêmement énergiques, dangereuses même ; à l'intérieur elle cause, à dose un peu forte, une grande agitation, de la sécheresse dans la bouche, des maux de gorge. Son emploi exige beaucoup de prudence. Elle est stimulante à un tel degré que, lorsque l'on manie quelque temps les feuilles, elle détermine une éruption à la peau.

La Rue a été employée, dès la plus haute antiquité,

comme excitante, stomachique, diaphorétique, antiputride, anthelmintique, dans les affections nerveuses,
et aussi comme emménagogue énergique.

Pline connaissait ses propriétés abortives et il en
défendait l'usage aux femmes enceintes. De nos jours
elle est encore préconisée comme emménagogue puissant, et certains praticiens emploient comme un des
meilleurs médicaments de ce genre, l'huile essentielle
de Rue. (La dose est de 12, 15 et 20 gouttes.)

Dans les campagnes, pour rétablir le cours menstruel,
on fait prendre aux femmes et aux filles un verre de vin
blanc dans lequel on a fait infuser une pincée de feuilles
de Rue fraîches, ou 4 gr. de feuilles sèches réduites en
poudre, ce remède a, en outre, la propriété d'apaiser
les vapeurs hystériques. La Rue bouillie dans le vin
avec l'Hysope produit, dit-on, le même effet. Cette
décoction se prend à la dose d'un verre.

La Rue a été recommandée comme antispasmodique
dans l'hystérie et l'épilepsie. Certains auteurs ont été
jusqu'à la comparer à l'*Assa-fetida*, d'autres, même,
l'ont proposée comme succédanée de cette dernière
plante.

Dans les affections vermineuses, ses effets sont
excellents, et sous ce rapport cette plante mérite son
titre d'anthelmintique. On emploie alors la décoction

des feuilles fraîches en lavements. L'huile d'olive dans laquelle on a fait infuser les feuilles de Rue, peut servir en fomentations sur le bas-ventre, comme vermifuge chez les enfants.

A l'extérieur, les feuilles de Rue pilées peuvent être employées comme rubéfiantes. C'est ce qui a fait qu'on a conseillé de l'appliquer sur les poignets contre les fièvres intermittentes.

On en a fait usage en décoction pour déterger les ulcères atoniques et sordides, pour guérir l'ozène, en injectant sa décoction dans les narines ; contre la gale, la teigne, pour tuer les pous, pour fortifier la vue, en recevant la vapeur sur les yeux ; d'où vient cette sentence de l'école de Salerne :

> *Nobilis est ruta, qui lumina reddit acuta.*
> *Auxilio rutœ, vir quippe videbit acute.*

La Rue se prépare à l'intérieur en infusion, à la dose de 2 à 10 gr. par kilog. d'eau, à prendre par tasses avec un sirop approprié.

A l'extérieur, à la dose de 10 à 30 gr. par kilog. d'eau, pour lotions, fomentations, fumigations, etc.

Poudre, pour saupoudrer les ulcères.

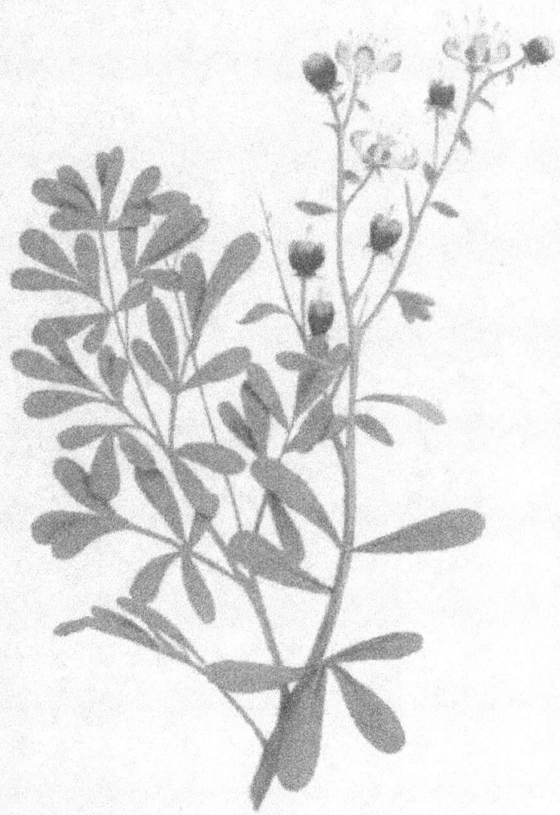

RUE.

RUTA GRAVEOLENS.

BENOÎTE AQUATIQUE.

GEUM RIVALE.

Famille des Rosacées.

Etym.: Comme ses congénères, cette plante a d'abord été
nommée *Caryophyllata* par les premiers botanistes qui en
ont parlé, à cause de l'odeur de ses racines fraîches qui,
surtout au printemps, approche de celle du girofle (*Caryo-
phyllus*); elle a reçu ensuite le nom de BENOÎTE, Herbe bénite
(*herba benedicta*), fondé sur les propriétés merveilleuses qu'on
lui attribuait; enfin celui de GEUM lui vient du nom d'une
plante mentionnée par *Pline*.

Syn. vulg.: Benoîte-des-ruisseaux, Herbe-à-la-tache.

Plante vivace herbacée. Souche à rhizome allongé.
Tiges de 20 à 60 cent., rameuses, plus rarement

simples. Feuilles radicales pinnatiséquées, à segments
très-inégaux, lobés ou incisés dentés, les latéraux très-
petits, les terminaux très-amples; les caulinaires tri-
séquées ou trilobées; stipules très-amples, presque
foliacées. Fleurs solitaires à l'extrémité de la tige et
des rameaux, penchées, d'un jaune rougeâtre. Calice
d'un rouge-brun, très-velu, à divisions dressées après
la floraison. Pétales longuement onguiculés, un peu
échancrés. Capitule des carpelles longuement stipité au-
dessus du fond du calice. Style muni de longs poils dans
sa moitié inférieure.

La Benoîte aquatique croît dans les lieux humides
des bois, les buissons herbeux, sur le bord des
ruisseaux. Elle est commune dans les environs de
Beauvais.

Sa racine est brune ou roussâtre, fibreuse, cylin-
drique, de la grosseur d'une plume d'oie, son odeur
est légèrement aromatique, sa saveur est acerbe. Elle
est à la fois astringente, tonique et fébrifuge. Son usage
a été répandu dans l'Amérique septentrionale et dans le
Nord de l'Europe comme fébrifuge, notamment dans
les fièvres intermittentes automnales. Les médecins
suédois, dit *Roques*, ont guéri des flux sanguins,
séreux ou muqueux, avec cette même racine, ce qui

s'explique, du reste, par son action styptique et forti-
fiante.

La Benoîte aquatique paraît être complétement inconnue dans les officines. Cependant elle est loin d'être
sans valeur, car ses qualités toniques sont incontestables et nous semblent, judicieusement employées,
devoir rendre des services, principalement aux malades
qui ont peu d'argent à dépenser.

On donne la racine fraîche en décoction, à la dose
de 30 gr. par litre d'eau ; sèche, 15 gr. également par
litre d'eau.

La poudre : 1 à 4 gr. comme tonique ; 8 à 16 gr.
comme fébrifuge.

Le vin de Benoîte se prépare avec 30 à 50 gr. de
racine desséchée avec soin, que l'on fait infuser pendant huit jours dans un litre de vin rouge de bonne
qualité et que l'on filtre ensuite. C'est un excellent
tonique dont on prend quelques cuillerées avant le
repas pour exciter l'appétit.

La poudre de la racine s'applique extérieurement sur
les ulcères atoniques et sordides.

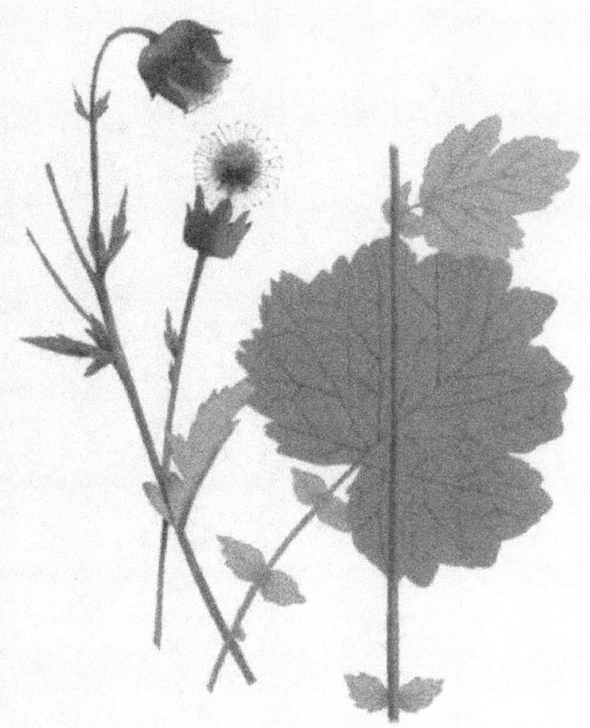

BENOITE AQUATIQUE.

GEUM RIVALE.

———

CLÉMATITE.

CLEMATIS VITALBA.

———

Famille des Renonculacées.

Etym.: Du grec ΚΛΕΜΑΤΙΣ, espèce de plante sarmenteuse.

Syn. vulg: Clématite-des-Haies, Clématite brûlante, Aube-Vigne, Vigne blanche, Vigne-de-Salomon, Herbe-aux-Gueux, Viorne, Berceau-de-la-Vierge, Cranquillier, Barbe-à-Dieu, Barbe-de-Chèvre, Consolation, Grosse-Viône, Marselle, Vioche, Viorne-des-Pauvres.

Plante vivace à tiges ligneuses, sarmenteuses, grimpantes, de longueur très-variable. Feuilles opposées, imparipinnées, à pétiole commun, très-long, qui se roule en vrille à son extrémité; folioles 5, ovales-aiguës, incisées ou dentées. Fleurs blanches, disposées en panicules axillaires. Calice pétaloïde coloré, sépales

étalés, elliptiques-obtus, tomenteux. Corolle nulle.
Étamines nombreuses, dressées, un peu plus courtes
que le périanthe ; carpelles en nombre indéfini, monospermes ; style persistant, plumeux. Fruits surmontés
d'une longue queue chargée de poils blancs et soyeux,
offrant l'aspect d'un plumet.

La CLÉMATITE croît dans les haies, les buissons et les
taillis, où ses fleurs répandent une odeur agréable.
Elle est souvent plantée dans les bosquets et les jardins
pour garnir les palissades et les tonnelles. Elle fleurit
dans les mois de juin, juillet et août.

Les feuilles, les fleurs et l'écorce de la CLÉMATITE sont
âcres, irritantes, rubéfiantes et vésicantes. Elles contiennent une huile essentielle jaunâtre, d'une saveur
brûlante. Leur récolte doit se faire avant la floraison,
bien que les fleurs soient aussi très-actives. La dessiccation diminue considérablement l'âcreté de cette plante.

L'emploi de la CLÉMATITE a été préconisé comme diaphorétique, diurétique et purgatif drastique, dans les
maladies vénériennes constitutionnelles, l'hydropisie,
les scrofules, le cancer ; mais ce médicament n'a jamais
joui d'une grande faveur. Dans tous les cas, son administration à l'intérieur exige une grande prudence.

Son usage extérieur contre les maladies de la peau

était connu des anciens ; *Dioscoride, Galien , Matthiole*, en font mention.

Le nom vulgaire d'Herbe-aux-Gueux, que porte la CLÉMATITE, lui vient de l'usage que font les mendiants de ses feuilles âcres et brûlantes pour simuler sur leur peau de larges ulcères, sans profondeur, que les feuilles de Poirée guérissent facilement, surtout s'ils sont garantis du contact de l'air.

Les habitants des campagnes se servent des feuilles fraîches et pilées en guise de vésicatoire, lorsqu'ils ont besoin d'établir un écoulement d'humeur séreuse.

L'écorce s'emploie à faire des cautères.

Les goutteux et les rhumatisants s'en servent comme rubéfiant.

C'est surtout contre la gale que la CLÉMATITE rend d'utiles services.

Vicari, médecin d'Avignon, guérissait promptement cette maladie au moyen de frictions faites avec la plante pilée, associée avec un peu d'huile d'olive.

La préparation suivante, d'après *Wauters*, débarrasserait de la gale, même la plus invétérée :

« Faites bouillir de la deuxième écorce de CLÉMATITE, nouée dans un linge, avec de l'huile d'olive ; quant vous voudrez vous servir de ce mélange, vous ferez chauffer le vase qui le contient, puis, vous approchant du feu, vous vous frotterez avec le nouet; après deux, trois ou quatre frictions, il se produira une éruption générale assez pénible, mais au bout de huit à dix jours, vous serez guéri.

Il paraît que dans le Midi de la France, on mange les jeunes pousses de la CLÉMATITE confites dans du vinaigre et qui n'ont point encore l'âcreté des feuilles.

Avec les aigrettes des fruits, on fabrique du papier, et les tiges flexibles sont employées à faire de la grosse vannerie, surtout des ruches à miel.

La décoction, d'un brun-noir foncé, qui a un peu fermenté, teint, à ce qu'il paraît, la laine alunée en jaune faible : avec le sulfate de fer, en gris.

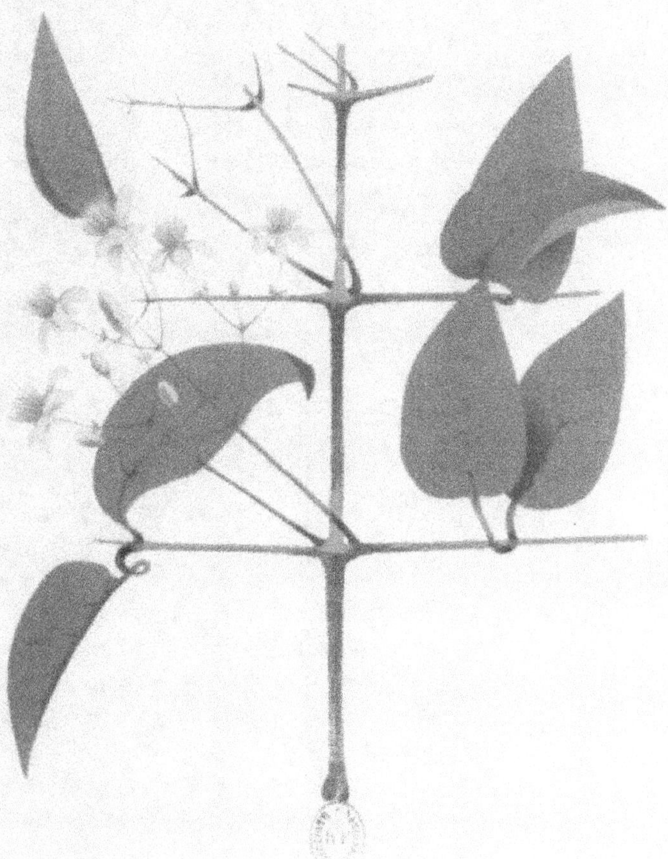

CLÉMATITE.

CLEMATIS VITALBA.

MUGUET.

CONVALLARIA MAIALIS.

Famille des Asparaginées.

Etym. du mot MUGUET, d'après *Littré :* Du Wallon MUAGUE, du génev. MURGUET, MEURGUET, diminutif de l'ancien français MUGE, qui s'est dit pour MUSC ou MUGUET, (que plus que Muge ne que mente Flaira souef lor renomée, *Ducange,* MUSCUS); de CONVALLARIA, du latin CONVALLIS (vallée), et du grec LEIRION (lis), Lis-des-Vallées. (*A. Bossu.*)

Syn. vulg.: Muguet-de-Mai, Muguet-des-Parisiens, Lis-des-Vallées, Lis-de-Mai, Glai.

Plante vivace de 15 à 20 cent. de hauteur, à souche horizontale, rameuse, longuement traçante, émettant au niveau des nœuds et des bases de tiges, des fascicules de fibres radicales filiformes. Feuilles toutes radicales, ovales ou oblongues, acuminées, d'un beau vert. Pédicules radicaux, latéraux, semi-cylindriques. Fleurs blanches, petites, en forme de grelot, et en grappe presque unilatérale regardant le côté aplani du pédoncule. Calice pétaloïde (périanthe) à 6 dents rejetées en dehors; 6 étamines; style plus long qu'elles. Baies rouges.

Le Muguet recherche les vallées, les côteaux, l'ombre des bois et des taillis. Ses fleurs, qui exhalent une odeur suave et pénétrante, s'épanouissent d'avril à mai. C'est le *Lilium convallium* des pharmaciens. On cueille les fleurs au moment où elles s'ouvrent. La racine se récolte en toute saison. Toute la plante a une saveur amère. On a employé les fleurs et la racine comme antispasmodiques, dans les convulsions, l'épilepsie, la migraine. Mais c'est surtout comme sternutatoires que les propriétés des fleurs pulvérisées du Muguet ont été utilisées. Cette poudre, prisée en guise de tabac, aurait réellement, sinon guéri, du moins calmé des douleurs de tête invétérées, des fluxions chroniques aux oreilles et aux yeux, en faisant rendre beaucoup de sérosités par les narines.

La racine possède la faculté de faire vomir ou de purger, selon la dose à laquelle on l'administre. Deux grammes de fleurs fraîches broyées avec du miel produisent d'abondantes évacuations intestinales, accompagnées de coliques peu durables que l'on apaise d'ailleurs en prenant quelques tasses de bouillon de veau.

L'infusion des fleurs du MUGUET dans d'excellente eau-de-vie a joui autrefois d'une très-grande réputation pour calmer la frayeur des hypocondriaques, ranimer les personnes épuisées par les excès. On s'en servait aussi dans les indigestions, les défaillances, les syncopes, etc.

Voici, d'après l'abbé *Rozier*, prieur commandataire de Nanteuil-le-Haudouin, comment se préparait cette infusion, dont il garantit l'efficacité après une expérience de trente années :

« On remplit une ou deux bouteilles avec des fleurs
« de MUGUET, sans les presser, on y ajoute autant
« de bonne eau-de-vie que chaque bouteille peut
« en contenir, enfin on les bouche exactement, on les
« laisse ainsi macérer pendant quelques mois dans un
« endroit naturellement chaud. Au bout de ce temps,
« on passe la liqueur à travers un papier gris ; on retire
« les fleurs ; on exprime, à l'aide d'un linge, le fluide
« qu'elles ont retenu, afin de le passer par le papier
« gris, et tout le produit en liqueur est mêlé ensemble
« et renfermé dans des bouteilles bien bouchées. »

Cette préparation est des plus faciles, et comme elle peut rendre d'utiles services aux habitants des campagnes, nous ne saurions trop les engager à en faire chaque année leur provision.

L'extrait alcoolique que l'on prépare avec les fleurs de Muguet est amer et purgatif à la dose de 2 gr. Certains médecins l'ont proposé comme succédané de la Scammonée ; d'autres l'ont indiqué comme pouvant être substitué à l'Aloës.

Les fleurs séchées et pulvérisées s'emploient comme sternutatoires. Voici la composition d'une poudre sternutatoire que nous trouvons dans *A. Bossu* : fleurs de Muguet, 60 ; café moulu, 30 ; sucre blanc, 45.

On retire du Muguet une belle couleur verte, par la macération de ses feuilles avec la chaux.

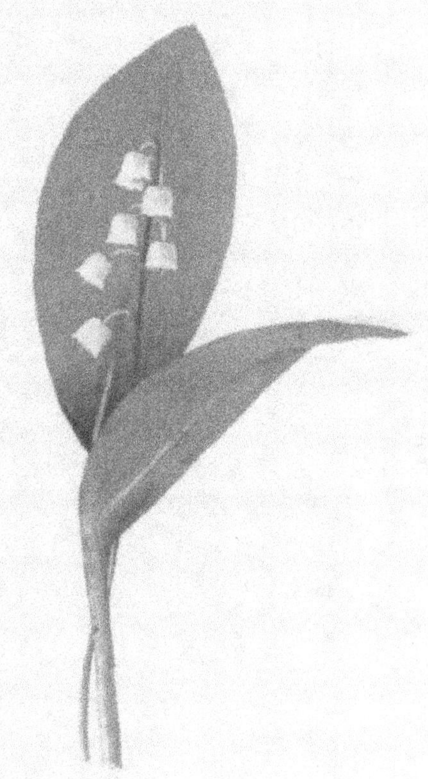

MUGUET.

CONVALLARIA MAIALIS.

COCHLÉARIA.

COCHLEARIA OFFICINALIS.

Famille des Crucifères.

Étym.: Du lat. COCHLEAR (cuiller), par allusion à la forme des feuilles.

Syn. vulg.: Herbe-aux-Cuillers, Cran, Herbe-au-Scorbut.

Plante herbacée, bisannuelle, succulente. Tiges en partie couchées ou inclinées, faibles, rameuses, cylindriques, vertes, glabres. Feuilles radicales et inférieures pétiolées, ovales-suborbiculaires, cordées à la base, ordinairement très-concaves; les supérieures profondément cordées-amplexicaules. Fleurs blanches, petites, disposées en grappes corymbiformes ou en bouquets courts, serrés, à l'extrémité des rameaux. Calice à 4 sépales un peu étalés. Corolle à 4 pétales, plus grande que le calice. Étamines 6 tétradynames. Style court. Silicules à valves légèrement carénées.

Cette plante est originaire des contrées septentrionales, où elle croît sur le bord de la mer, aux lieux humides et bourbeux. On la rencontre aussi sur les montagnes de la Suisse et des Pyrénées. Elle est fréquemment cultivée dans nos jardins, où elle fleurit de mai à juillet. On doit la cueillir avant son entière floraison.

Le Cochléaria est à peu près inodore tant qu'il reste intact, mais lorsqu'on l'écrase il exhale une odeur forte et piquante, qui suffit quelquefois pour exciter l'éternument et l'écoulement des larmes. Sa saveur est chaude, amère, irritante et âcre. Il renferme une huile volatile d'une odeur pénétrante et contient une certaine quantité de soufre et d'azote, principes qui établissent une sorte d'analogie entre les plantes crucifères et les matières animales, à l'exemple desquelles le Cochléaria se putréfie promptement en répandant de l'ammoniaque et une puanteur extrême.

Les feuilles et les semences du Cochléaria sont considérées, après le Raifort, comme l'antiscorbutique le plus puissant. Le mélange, à parties égales, de suc de

COCHLÉARIA, de Trèfle-d'Eau et de Cresson, est un remède souverain contre les affections scorbutiques arrivées même au plus haut degré.

Par son action stimulante, le COCHLÉARIA convient encore dans une foule de maladies chroniques où domine une sorte de langueur et d'inertie. C'est ainsi que nous voyons qu'on a pu l'employer avec plus ou moins d'avantage dans quelques paralysies, dans les fièvres intermittentes automnales, dans l'hydropisie, dans les affections lymphatiques et scrofuleuses, les maladies de la peau, etc.

A l'extérieur, le COCHLÉARIA est légèrement rubéfiant et détersif. Son suc, étendu dans l'eau, est employé en gargarisme pour déterger et raffermir les gencives scorbutiques. Les feuilles de COCHLÉARIA, comme celles de Cresson, se mâchent pour remédier au ramollissement et au saignement des gencives.

Comme toutes les plantes de la famille des crucifères, le COCHLÉARIA perd, par l'ébullition et la dessiccation, une grande partie de ses propriétés, aussi ne doit-on l'employer qu'à l'état frais.

L'infusion se prépare à la dose de 20 à 50 gr. de feuilles par litre d'eau, de lait, de petit lait, de bouillon, de bière ou de vin.

Le suc exprimé se prend à la dose de 30 à 125 gr. dans du petit lait.

Dans plusieurs contrées de l'extrême Nord, on mange le Cochléaria en salade. En Islande, on prépare avec les feuilles différents mets, et on conserve la plante en la disposant par couches dans des tonneaux, avec du sel et diverses substances aromatiques, pour s'en servir comme condiment.

Les brebis broutent le Cochléaria avec avidité, mais il donne à leur chair un goût désagréable.

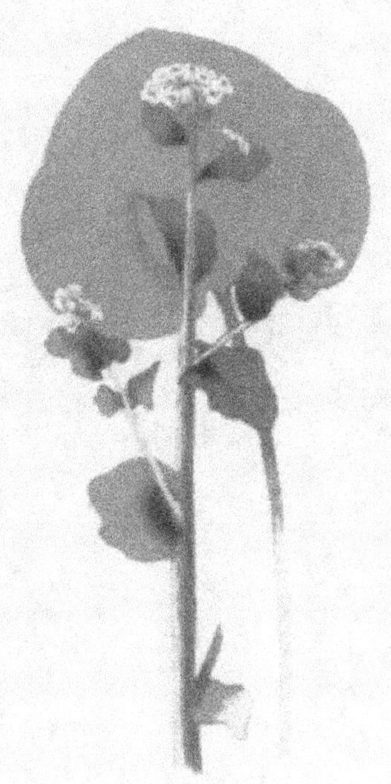

COCHLÉARIA.
COCHLEARIA OFFICINALIS.

SCEAU-DE-SALOMON.

POLYGONATUM VULGARE.

Famille des Asparaginées.

Etym.: On a nommé cette plante SCEAU-DE-SALOMON, parce que
ses racines articulées présentent sur leurs nœuds des em-
preintes qui ont une certaine ressemblance avec celle d'un
sceau ou cachet.

Syn. vulg.: Muguet anguleux, Genouillet, Genoillet, Genoillière,
Signet, Herbe-aux-Panaris, Herbe-de-la-Rupture.

Plante vivace à souche horizontale, traçante, assez
épaisse, charnue, blanchâtre, présentant à sa face
supérieure des cicatrices correspondant à la base des
tiges détruites, terminée par la tige florifère et continuée
par un bourgeon qui émettra la tige de l'année suivante.

Tige simple de 30 à 50 cent., anguleuse, arquée, feuilles occupant la moitié supérieure de la tige, sessiles, ovales-oblongues, glabre, d'un vert glauque. Fleurs blanches à sommet vert, à pédoncules axillaires, pendantes et rejetées du côté opposé aux feuilles. Périanthe tubuleux, urcéolé, à limbe divisé en 6 dents dressées. Étamines 6, insérées sur le milieu du tube. Baies d'un noir bleuâtre.

Cette plante croît dans les forêts, bois, taillis, pâturages ombragés, où elle fleurit d'avril à mai et fructifie d'août à septembre. La racine peut se récolter en tout temps.

On rencontre dans les mêmes endroits et à la même époque le *Polygonatum multiforum*. Cette espèce diffère de la précédente par ses tiges plus élevées, bien moins anguleuses, par ses fleurs plus grosses, souvent plus nombreuses, par ses baies rouges. Elle est connue sous le nom de *Grand-Sceau-de-Salomon*.

Ces deux plantes ont absolument les mêmes propriétés. Leur racine, d'une saveur douceâtre, visqueuse, un peu âcre et amère, est légèrement astringente et vulnéraire. Elle agit à peu près comme la Grande-Consoude.

Le Sceau-de-Salomon était autrefois très-employé, à l'intérieur, contre la goutte, la gravelle, les hémorrhagies, et à l'extérieur, en cataplasmes ou lotions, sur les contusions, ecchymoses, le mal blanc, le panaris et les maladies de la peau. Aujourd'hui, il est presque abandonné. Mais la médecine populaire continue à avoir la racine de cette plante en haute estime. Ainsi, dans les campagnes, on en fait macérer 15 à 30 gr. dans une bouteille de bière ; ce remède est employé contre la goutte.

On prépare une infusion, ou plutôt une macération vineuse, avec 50 gr. de racine coupée par morceaux, dans 500 gr. de vin blanc, qu'on laisse généralement macérer pendant 24 heures. Cette préparation s'emploie pour guérir les hernies ; on donne un demi-verre de cette tisane, trois fois par jour, on la renouvelle et on en continue l'usage pendant huit à quinze jours. Pendant ce temps-là, on applique des cataplasmes de racine cuite sur les tumeurs herniaires. *Chomel* préconisait ce remède, surtout pour les enfants.

La racine de Sceau-de-Salomon, pilée ou cuite, s'emploie encore contre les contusions et les ecchymoses, mais les paysans regardent comme infaillible, pour guérir le panaris, la préparation suivante : racine 60 gr., saindoux 60 gr., eau pure un verre ; on fait cuire jusqu'à ce que la racine puisse s'écraser facilement ; on retire du feu, alors, on décante une partie du liquide obtenu, on laisse refroidir jusqu'à température supportable, et, dans ce liquide, on fait plonger le doigt malade pendant un quart-d'heure à peu près. Au sortir de ce bain local, on applique sur la région malade un cataplasme de la racine écrasée cuite dans l'eau bouillante et le saindoux ; et, chaque jour, on renouvelle ce remède jusqu'à ce que toute crainte de panaris soit passée.

L'eau distillée de la racine de Sceau-de-Salomon était employée, suivant les auteurs anciens, par les dames, pour se nettoyer le teint et l'embellir.

Enfin, le mode d'emploi le plus curieux qu'on fasse de cette racine contre les hémorroïdes, est d'en coudre quelques rondelles sous la partie des vêtements qui avoisine le mal, qui disparaît alors en peu de temps.

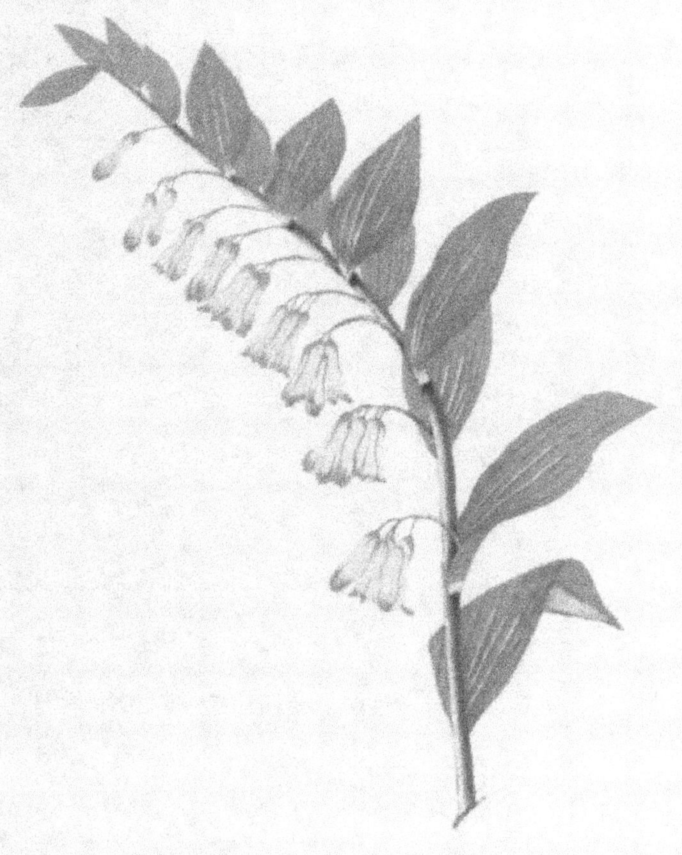

SCEAU DE SALOMON.

POLYGONATUM VULGARE.

CONSOUDE.

SYMPHYTUM OFFICINALE.

Famille des Borraginées.

Étym. : Du lat. CONSOLIDARE (consolider), parce que cette plante
passait pour cicatriser les plaies.

Syn. vulg. : Grande-Consoude, Confée, Consyre, Grande-
Consyre, Herbe-à-la-Coupure, Langue-de-Vache, Oreille-
d'Ane, Pecton.

Plante vivace, herbacée, haute de 50 à 80 cent.
Souche épaisse, charnue, rameuse. Tiges dressées,
robustes, anguleuses-ailées, hérissées de poils réflé-
chis. Feuilles rudes, pubescentes, les radicales très-
amples, ovales-aiguës, un peu ondulées sur les bords,
les caulinaires lancéolées, à limbe décurrent au moins

dans la longueur d'un entre-nœud. Fleurs blanchâtres, jaunâtres ou violacées, peu nombreuses, assez grandes, disposées en épis terminaux recourbés et pendants. Calice à divisions lancéolées. Corolle tubuleuse, à 5 lobes courts. Étamines incluses. Ovaire à 4 carpelles. 1 style très-long. Fruits, akènes 4, lisses, nus au fond du calice persistant.

La Consoude est commune dans les prairies humides, aux bords des ruisseaux et des fossés. Elle fleurit en mai-juin et refleurit souvent en automne. Ses fleurs et ses feuilles sont rarement employées en médecine. Sa racine, dont on fait le plus souvent usage, est inodore, douceâtre, insipide, visqueuse et gluante. Elle contient beaucoup de mucilage visqueux, plus tenace que celui de la Guimauve, et de l'acide gallique en assez grande quantité, pour donner à sa décoction aqueuse la faculté de précipiter en noir avec le sulfate de fer.

Les anciens connaissaient les propriétés astringentes et vulnéraires de la racine de Consoude, qu'ils avaient surnommée *Grande-Consoude*, pour la distinguer d'autres plantes auxquelles les mêmes propriétés vraies ou supposées avaient fait donner le même nom. Ces dernières plantes étaient : le *Consolida media* (*ajuga reptans*) ou la Bugle ; le *Consolida minor* (*bellis perennis*) ou la Paquerette ; le *Consolida regalis* (*Delphinium consolida*) ou le Pied-d'Alouette. Aussi était-elle de leur part l'objet des éloges les plus fastueux. Elle était préconisée dans le traitement de la diarrhée et de la dyssenterie, ainsi que contre l'hémoptysie, les hémorrhagies utérines, l'hématurie, l'inflammation des reins et de l'appareil urinaire. *Paracelse* a été jusqu'à lui attribuer le pouvoir de guérir les fractures sans appareil. L'engouement pour la CONSOUDE s'est alors répandu jusque dans les classes les moins éclairées, au point que, du temps de *Sennert*, médecin allemand qui vivait au xviiᵉ siècle, les filles dont les organes avaient été flétris par l'abus des jouissances, faisaient usage de cette plante pour réparer, selon l'expression de Valmont de Bomare, les ravages d'un amour trop entreprenant (*ad sophisticationem virginitatis*).

Aujourd'hui la racine de CONSOUDE est tout simplement employée comme émolliente, adoucissante et légèrement astringente. On en fait usage en décoction ou en sirop, dans les catarrhes pulmonaires, les crachements de sang et la diarrhée.

La racine de CONSOUDE, suivant *Cazin*, calme les douleurs causées par les gerçures du sein; on guérit même celles-ci en introduisant le mamelon dans un morceau de racine fraîche creusé en forme de dé à coudre, de manière que la paroi intérieure s'applique sur le mal. Ce moyen, dit-il, est fort en usage dans les campagnes.

Lorsque l'on emploie la racine en tisane, elle se prépare en décoction à la dose de 15 à 30 gr. par litre d'eau. Si on se sert de la racine sèche, il faut la dépouiller de son écorce. Si la décoction est trop concentrée ou a duré trop longtemps, elle devient indigeste ; il ne faut point la faire dans des vases en fer, à cause de l'acide gallique qu'elle contient. (*A. Bossu.*)

Dans quelques contrées on mange, comme plante potagère, les feuilles dans leur jeunesse ; elles sont utiles aux tanneurs et aux teinturiers ; on en forme une colle employée pour la préparation de la laine mêlée avec le poil de chèvre, sans quoi on ne pourrait le filer. L'extrait de la racine est rouge : réduite en poudre, elle fournit une belle couleur de carmin. Dans quelques cantons de la Hongrie, les habitants de la campagne emploient cette couleur pour se farder.

Les tiges, les feuilles et les fleurs teignent la laine traitée par le bismuth en brun solide.

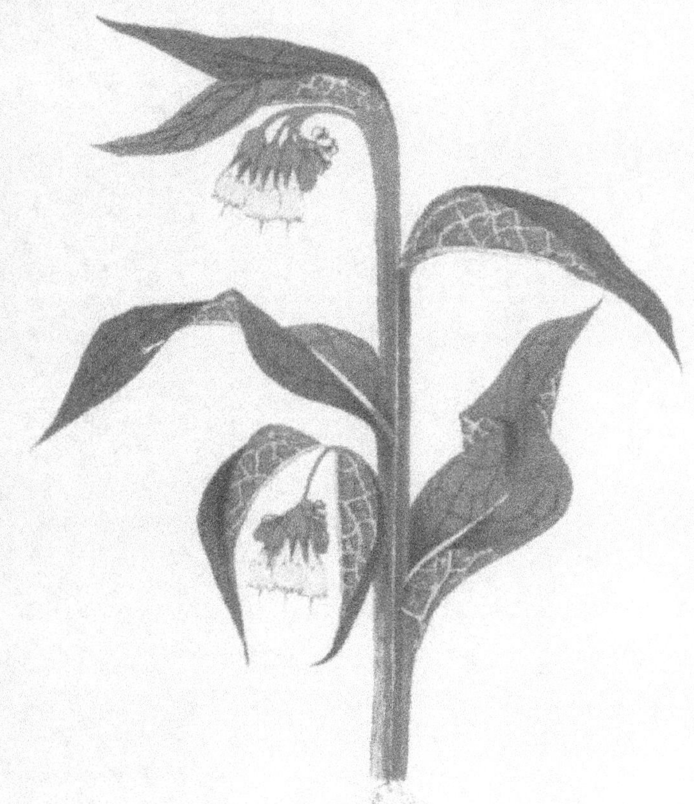

CONSOUDE.

SYMPHYTUM OFFICINALE.

CHIENDENT.

TRITICUM REPENS.

Famille des Graminées.

Etym. : De TRITUS (broyement). CHIENDENT, ainsi nommé à
cause du goût que les chiens malades ont pour cette plante.

Syn. vulg : Agram, Auge, Chiendent-des-Boutiques, Chiendent
officinal, Laitue-de-Chien, Froment rampant, Petit-Chiendent,
Sainte-Neige, Vagon, Tranuge.

Plante herbacée, vivace, de 50 cent. à 1 mètre de
hauteur. Tige dressée, 3 à 4 fois articulée. Feuilles
linéaires, planes, assez raides, quelquefois glaucescentes, un peu velues en-dessus, glabres en-dessous.

Racines longues, articulées, blanchâtres, s'enfonçant profondément en terre. Fleurs verdâtres, disposées en épi allongé, dressé, étroit. Epillets sessiles, rapprochés ou les inférieurs un peu espacés, alternes, sans arêtes, renfermant 4 ou 5 fleurs, 3 étamines, 2 stigmates velus.

Le CHIENDENT croît partout, aux lieux incultes et cultivés, dans les champs en friche, sur le bord des chemins, les berges des rivières, et fleurit de juin à septembre. Sa racine se récolte dans le mois d'octobre; elle est grêle, noueuse, rampante, blanchâtre. On choisit les plus jeunes, on sépare avec soin les tiges, puis on les bat pour enlever l'épiderme qui donnerait à la décoction un goût âcre, et on les fait sécher par petites bottes. Il ne faut pas conserver cette racine plus d'une année, parce que les vers l'attaquent facilement et en rongent la fécule. Elle est inodore, d'une saveur douceâtre, et fournit une substance amilacée, du sucre et du mucilage. Son usage est si vulgaire qu'elle fait la base de presque toutes les tisanes domestiques.

Les racines de CHIENDENT servent à préparer une tisane émolliente, délayante, légèrement diurétique et apéritive, très-souvent prescrite dans les fièvres inflammatoires, bilieuses, les maladies du foie, la jaunisse, les calculs biliaires, les inflammations des reins, de la vessie et de l'urêtre.

Chomel recommandait la racine broyée appliquée en forme de cataplasme sur les plaies.

Le CHIENDENT s'emploie en décoction ; 15 à 30 gr. de racine suffisent pour un litre d'eau, mais bien des personnes ignorent que lorsqu'on veut préparer une boisson rafraîchissante avec cette racine, il faut la laisser quelque temps dans l'eau bouillante, jeter le produit de la première ébullition et entretenir ensuite la coction jusqu'à ce que l'eau ait acquis un peu de viscosité. On édulcore cette tisane avec du miel ou du sirop et on y ajoute, selon les circonstances, quelques grains de nitrate de potasse. Elle rafraîchit les entrailles, favorise les fonctions des reins et de la vessie et calme les mouvements hémorrhoïdaux. (*Roques.*)

La racine de CHIENDENT, lavée, séchée, broyée et réduite en farine, a servi quelquefois d'aliment dans les temps de disette. Les peuples du Nord en font une espèce de pain et surtout une gelée saine et agréable qui se conserve très-bien. On peut aussi retirer du sucre de cette racine et, par la fermentation de ce sucre, obtenir de l'alcool.

On emploie aux mêmes usages, et à défaut du précédent, le *Chiendent-Pied-de-Poule* ou *Gros-Chiendent* (*Panicum Dactylon*), qui se rencontre dans les champs sablonneux, les côteaux incultes et les berges de rivières.

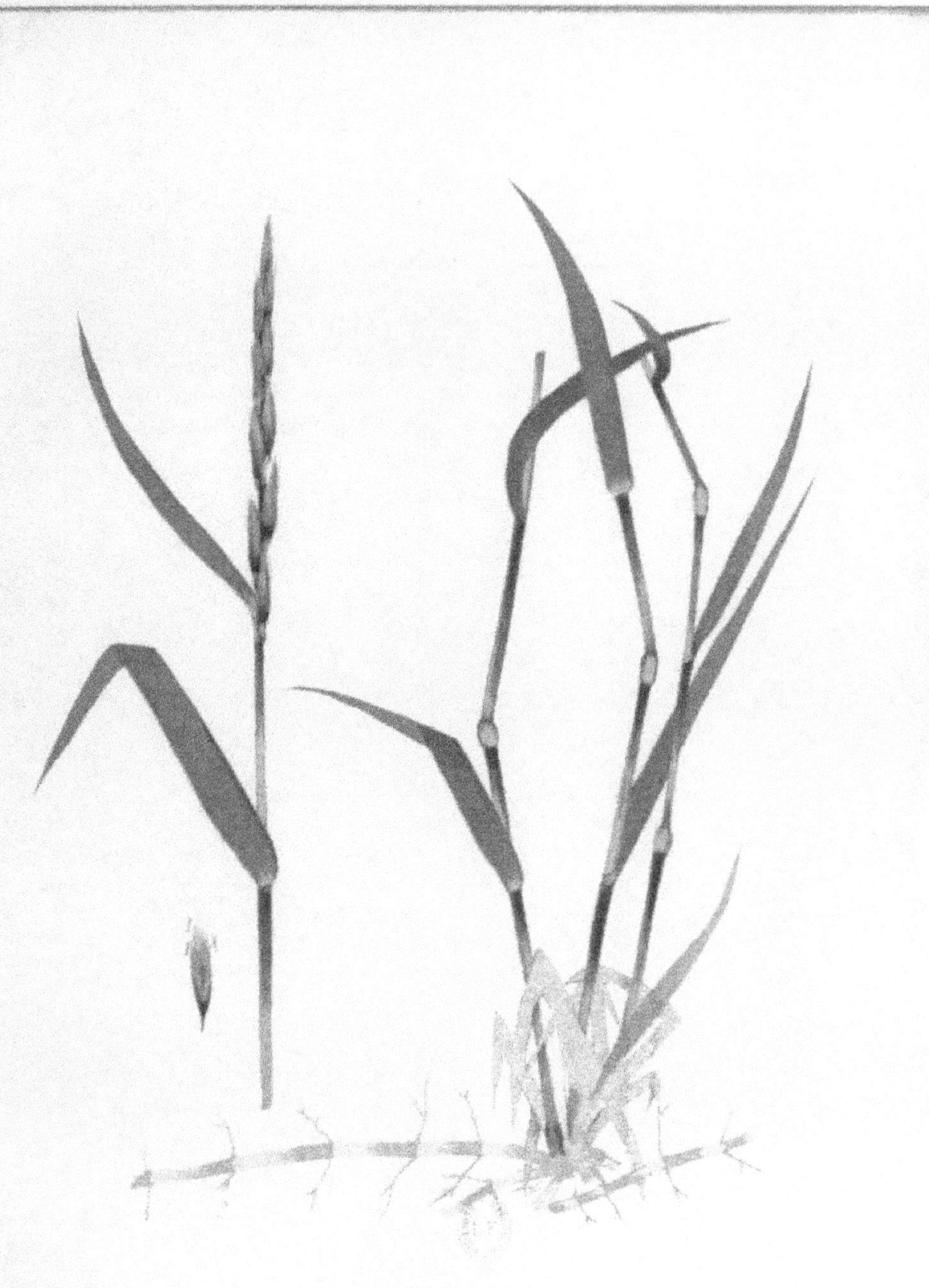

CHIENDENT.

TRITICUM REPENS.

ACONIT.

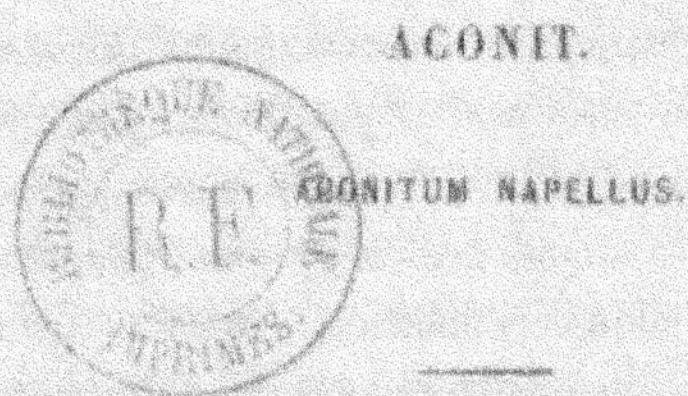

ACONITUM NAPELLUS.

Famille des Renonculacées.

Étym.: D'après les uns, son nom générique viendrait du grec AKONÉ (pierre), parce qu'il croît dans les lieux pierreux. Selon d'autres, de AKÉ (pointe), parce que les sauvages en frottaient la pointe de leurs flèches.

Syn. vulg.: Napel, Capuchon, Coqueluchon, Tue-Loup, Pistolet, Madriellet, Thore, Capuce-de-Moine, Fleur-en-Casque, Madriette, Thora, Casque, Casque-de-Jupiter, Char-de-Vénus.

Plante herbacée, vivace, de plus de 1 mètre de hauteur. Souche épaisse, émettant des rhizomes courts terminés chacun par trois racines allongées en forme de navets, d'où lui vient son nom spécifique de Napel, *Napellus* (petit navet), diminutif de *Napus*. Tiges dressées, simples ou un peu rameuses supérieurement, glabres. Feuilles alternes, d'un vert foncé et luisantes en-dessus, d'un vert pâle en-dessous, palmatiséquées, à 5-7 segments cunéiformes, profondément découpés en lanières étroites et aiguës ; les inférieures longuement pétiolées, les supérieures brièvement pétiolées. Fleurs bleues, quelquefois blanches, roses ou panachées, grandes, très-irrégulières, disposées en grappes allongées, terminales ; pédoncules munis supérieurement de 2 bractéoles. Calice pétaloïde, irrégulier, formé de 5 sépales inégaux, pubescents ; le supérieur (casque) en forme de capuchon, les deux latéraux (ailes) plans, inégalement arrondis ; les deux inférieurs plus petits, ovales, entiers. Corolle à 2-5 pétales ; les deux supérieurs (nectaires) renfermés dans la concavité du sépale supérieur, filiformes dans la plus grande partie de leur longueur, dilatés au sommet en un cornet renversé recourbé en éperon, les inférieurs très-petits ou convertis en étamines. Étamines nombreuses. Ovaire à 3 carpelles surmontés de 3 filets pistillaires. Fruit composé de 3 capsules allongées.

L'Aconit croît dans toute l'Europe. En France, on le rencontre dans les lieux ombragés et humides des Alpes, des Pyrénées, des Vosges et du Jura. Très-rare dans notre région à l'état spontané. Il est cultivé dans

les jardins comme plante d'ornement, et fleurit de
juillet à septembre.

Certains poëtes ont fait naître l'Aconit de l'écume de
l'affreux Cerbère, et ont prétendu qu'il était le principal
ingrédient des poisons que préparait Médée. Quelques
historiens ont mis cette plante au nombre de celles dont
se servaient les anciens pour empoisonner leurs flèches,
lorsqu'ils allaient à la guerre. Dans certaines contrées,
les sauvages en font encore le même usage.

Il existe une espèce d'Aconit, surnommée féroce
(*Aconitum ferox*), qui croît dans le Népaul, sur l'Hyma-
laya, et qui ressemble beaucoup à notre Aconit-Napel.
C'est, dit-on, un des poisons les plus actifs du règne
végétal, que les Indiens appellent Bish ou Bikh.

Sans être tout-à-fait aussi redoutable que ce dernier,
l'Aconit-Napel n'en est pas moins, de toutes nos renonculacées, la plus vénéneuse. Les fleurs sont inodores.
Les feuilles et la racine, d'une odeur légèrement vireuse,
sont douées d'une extrême âcreté. Cette dernière, lorsqu'on la mange, simule d'abord la douceur du Navet,
comme elle en imite la forme. Mais à cette douceur
succède bientôt l'engourdissement, puis l'ardeur de la
langue, des lèvres, des gencives, du palais, suivis
d'une espèce d'horripilation. D'après les expériences
faites par *Orfila*, le suc des feuilles, introduit dans

l'estomac, le rectum ou le tissu cellulaire, détermine des accidents graves suivis bientôt de mort. Un journal de Beauvais rapporte qu'un cultivateur de Libus (Oise), en bêchant son jardin, vit la feuille d'un Aconit, qu'il prit pour des feuilles de mâche, qu'il en fit une salade, en mangea et en mourut promptement. Ce fait, qui date de quelques années, est à notre connaissance.

Les racines de l'Aconit renferment un principe particulier connu sous le nom d'Aconitine, découvert par *Brandes*; c'est un corps solide qui ne cristallise pas; combinée avec l'eau, cette substance a l'aspect blanchâtre; privée de cet élément, elle devient brunâtre. Fusible à 80°, elle se volatilise à 140° en se décomposant; l'éther et l'alcool la dissolvent. L'Aconitine n'a pas d'odeur, sa saveur est amère et légèrement brûlante. C'est un poison très-violent, qui porte son action principalement sur le système nerveux.

L'Aconit a été recommandé tour à tour contre un grand nombre de maladies, telles que le rhumatisme articulaire aigu, les névralgies, la syphilis constitutionnelle, les dartres, etc., etc.

Cette plante paraît être un médicament puissant entre les mains des médecins, mais il est dangereux dans la médecine domestique, et l'on ne saurait trop en défendre l'usage aux personnes inexpérimentées.

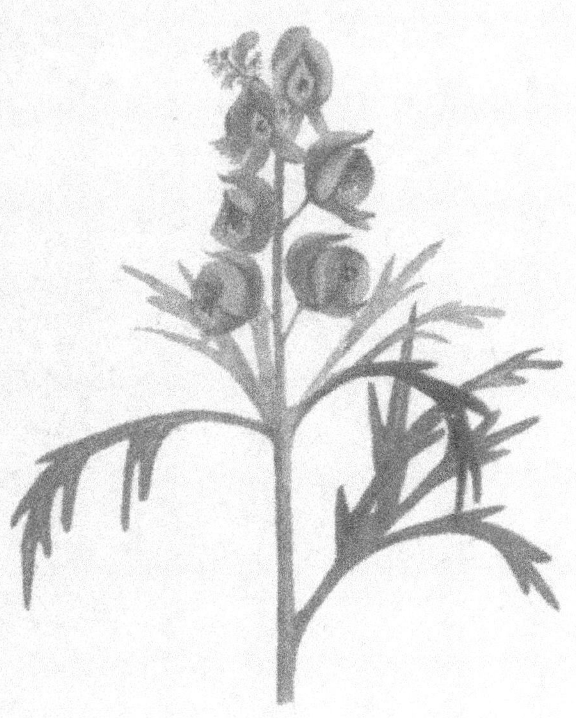

ACONIT.

ACONITUM NAPELLUS.

PLANTAIN.

PLANTAGO MAJOR.

Famille des Plantaginées.

Etym.: PLANTAGO. Nom employé par *Pline*; de PLANTA AGENS
(*Hoefer*).

Syn. vulg.: Grand Plantain, Plantain à larges feuilles, Plantain-
des-Oiseaux, Plantain-à-Bouquet.

Plante acaule, vivace. Feuilles grandes, dressées ou
peu étalées, larges, ovales ou ovales-oblongues,
entières, traversées par 7 grosses nervures, superfi-
ciellement sinuées ou lâchement dentées, glabres ou
pubescentes-rudes en-dessous. Fleurs en épis linéaires,
cylindriques, ordinairement très-allongés, un peu

espacées à la base de l'épi. Corolle brunâtre à 4 découpures aiguës. Etamines 4, à anthères vacillantes, portées sur des filaments très-grêles. Fruit capsulaire, s'ouvrant transversalement comme une boîte à savonnette, divisée en deux ou quatre loges, portant chacune, attachées à sa paroi, une ou plusieurs semences.

Cette plante croît en tous lieux, on la rencontre sur le bord des chemins, dans les décombres, dans les prairies, sur les pelouses arides. Elle fleurit de mai à octobre.

On trouve dans les mêmes endroits le Plantain lancéolé (*Plantago lanceolata*), vulgairement appelé Bonnes-Femmes, Herbe à cinq coutures, Herbe à cinq cotes, Herbe-au-Charpentier, Lancéolée, Lancéole, Oreille-de-Lièvre, petit Plantain, Plantain étroit, Plantain rond, Tête noire, qui se distingue par ses longues feuilles, étroites, lancéolées, aiguës aux deux extrémités, entières ou à dents rares et distantes, ses épis courts, ovales, en tête ou un peu allongés, et ses étamines blanches.

Le Plantain moyen (*Plantago media*), appelé aussi Langue-d'Agneau, Plantain blanc, a de grands rapports avec les deux espèces précédentes ; avec la première, par ses feuilles ; avec la seconde, par ses épis ; mais ses feuilles sont plus fermes, étalées sur la terre en rosette, un peu blanchâtres et pubescentes à leurs deux faces, à 5 nervures. Son épi est court, un peu conique. Cette espèce croît plus particulièrement dans les terrains secs et arides.

Ces trois espèces de PLANTAINS sont également employées en médecine. Tous trois ont une saveur herbacée, un peu amère, légèrement astringente. Leurs racines desséchées, surtout celle du GRAND PLANTAIN, ont une couleur rosée. Étant mâchées, elles donnent à la salive une couleur rougeâtre, leur goût est d'abord un peu austère, puis douceâtre. Leur infusion aqueuse noircit lorsqu'on y verse du sulfate de fer. Les semences contiennent une assez grande quantité de mucilage.

Le GRAND PLANTAIN était une plante célèbre dans l'antiquité. *Dioscoride, Galien, Celse, Pline,* l'ont recommandé comme un remède efficace contre les flux sanguins et muqueux, les ulcérations, la phthisie, etc.

Les auteurs modernes n'ont pas moins estimé le PLANTAIN, quelques-uns l'ont préconisé contre les fièvres intermittentes, les plaies, les ulcères chroniques et scrofuleux, etc.

Aujourd'hui, il paraît à peu près abandonné, cepen-

dant, ce n'est point une plante inerte, mais elle a peut-
être le tort d'être trop vulgaire.

Quoiqu'il en soit, voici comment on employait le
PLANTAIN : En décoction (plante entière, verte ou sèche).
30 ou 60 gr. par litre d'eau, pour lotions, collyres,
gargarismes. En infusion pour tisane.

Le suc exprimé de la plante fraîche, à la dose de 30 à
50 gr. ou la décoction concentrée, contre les fièvres.

L'eau distillée de PLANTAIN avec l'eau de rose est un
remède populaire pour les maux d'yeux, principalement pour en apaiser l'inflammation.

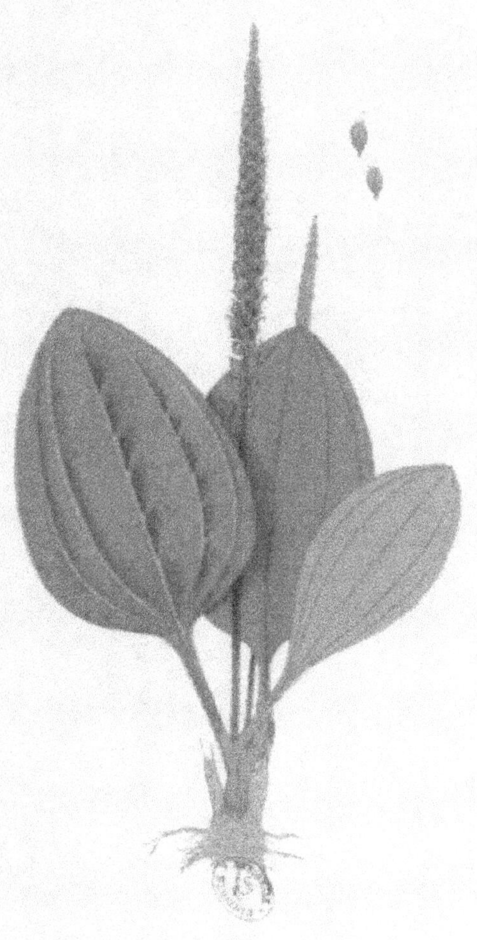

PLANTAIN.

PLANTAGO MAJOR.

LISERON.

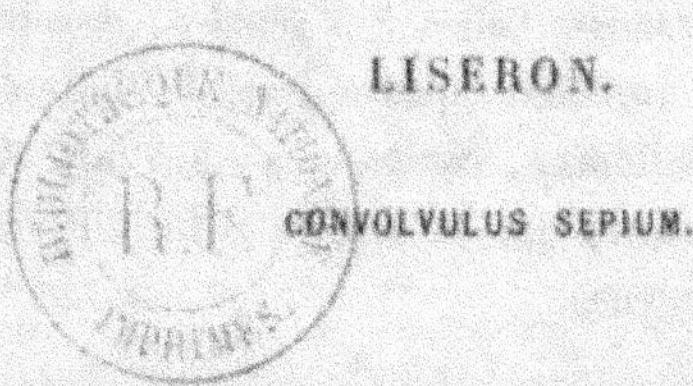

CONVOLVULUS SEPIUM.

Famille des Convolvulacées.

Etym.: Convolvulus, de CONVOLVERE (s'enrouler), allusion aux
tiges qui s'enroulent. — LISERON, à cause de sa ressemblance
avec le Lis.

Syn. vulg.: Liseron des-Haies, Grand Liseron, Lisette, Liset,
Manchette-de-la-Vierge, Boyaux-du-Diable, Grande Vrillée,
Grosse Vrillée, Clochette, Campanette, Chemise-de-Notre-
Dame.

Plante vivace. Racine longuement traçante. Tiges
atteignant souvent plusieurs mètres de hauteur, grêles
volubiles, glabres ou presque glabres. Feuilles pétiolées,

ovales acuminées, cordées-subsagittées, à lobes obliquement tronqués, sinués ou lâchement dentés. Fleurs blanches, très-grandes. Calice à 5 sépales, recouvert par deux plus rarement quatre bractées foliacées. Corolle infundibuliforme, campanulée, à 5 plis. Etamines 5 plus courtes que la corolle. Style filiforme. Capsule subglobuleuse.

Le Liseron est commun dans les haies ombragées et les buissons, où il montre, de juin à septembre, ses grandes et belles fleurs d'un beau blanc de lait, qui seraient presque, par leur élégance, les rivales du Lis, si elles en avaient l'odeur. Aussi *Pline* disait-il, en parlant du *Convolvulus*, « qu'il semble que ce soit le coup d'essai de la nature lorsqu'elle commença à faire le Lis. »

Cette plante est sans odeur, mais ses feuilles, ses fleurs surtout sont amères et sa racine est un peu âcre. Cette racine a fourni à l'analyse une résine dont les propriétés sont analogues à celles du Jalap et de la Scammonée, sans en avoir les inconvénients.

Le GRAND LISERON était connu des anciens, qui lui reconnaissaient des propriétés vulnéraires et purgatives. Malgré ses qualités, cette plante n'en est pas moins injustement abandonnée, bien que d'excellents praticiens aient employé avec succès, comme purgatif, son suc laiteux épaissi, à la dose de 1 gr. 20 centigr.

Les feuilles contuses du GRAND LISERON, infusées à la dose de 6 à 12 gr. dans une suffisante quantité d'eau, forment une potion purgative commode qui est fréquemment employée dans la médecine populaire.

Les feuilles séchées à l'ombre, pulvérisées et mêlées avec le miel ou le vin cuit, conservent longtemps leurs facultés purgatives, ou du moins une grande partie de ses facultés. (*Cazin.*)

Les commères prétendent que pour faire percer un clou en vingt-quatre heures, il n'y a qu'à broyer entre les doigts quelques feuilles de GRAND LISERON et de les appliquer dessus.

Il existe une autre espèce de LISERON tout aussi commune que la précédente et que tout le monde connaît : le PETIT LISERON ou LISERON-DES-CHAMPS (*Convolvulus arvensis*), Liseron-des-Vignes, Petit-Liset, Clochette, Campanette. Ce LISERON est, dans toutes ses parties, beaucoup plus petit que le précédent, mais il n'est guère moins agréable. Les fleurs sont très-jolies, de couleur blanche, rose ou purpurine en dehors, souvent panachées, d'un blanc pur en dedans. Il s'en exhale une légère odeur suave et agréable. Répandue partout dans les champs, cette plante rampe sur la terre lorsqu'elle ne trouve point d'appui, ou s'enroule fortement autour des plantes qu'elle rencontre. Ce qui ne l'empêche pas, malgré son élégance, d'être proscrite des terres cultivées, où elle est très-nuisible par sa grande multiplication et la difficulté de l'extirper, à cause de ses racines profondes, si menues et en même temps si vivaces, que le moindre brin suffit pour reproduire un nouveau pied.

Tournefort regardait le PETIT LISERON, qui paraît du reste doué des mêmes propriétés que le GRAND LISERON, comme un des meilleurs vulnéraires employés en médecine. — *Avicenne* assure que les feuilles fraîches du PETIT LISERON sont très-propres aux grandes plaies, que cuites dans du vin, elles les consolident, et qu'appliquées sur les brûlures, elles y sont un excellent remède.

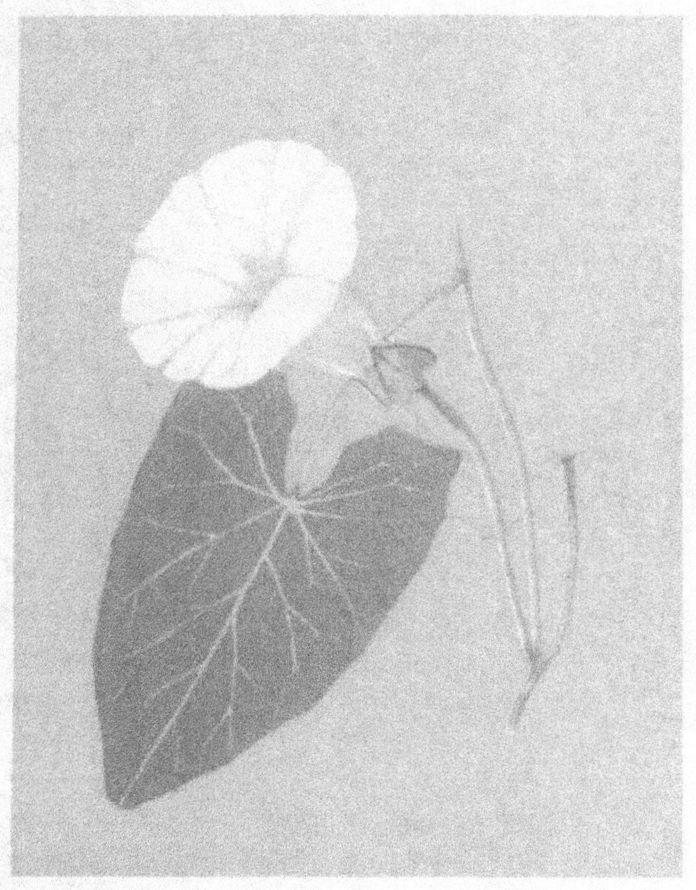

LISERON.

CONVOLVULUS SEPIUM.

GLOBULAIRE.

GLOBULARIA VULGARIS.

Famille des Globulariées.

Etym.: Du latin GLOBULUS (petite boule), par allusion à la forme
de l'inflorescence.

Syn. vulg.: Globulaire commune, Marguerite bleue, Boulette.

Plante vivace, herbacée, souche cespiteuse, presque
ligneuse, ordinairement terminée en racine pivotante.
Tiges solitaires ou peu nombreuses, de 10 à 40 cent.,
dressées, simples, feuillées, terminées par un capitule.
Feuilles radicales, nombreuses, rapprochées en rosette,
obovales, mucronées, entières, entourées d'une bordure

transparente étroite ; les caulinaires beaucoup plus petites, lancéolées-oblongues. Fleurs bleues, disposées en un capitule compacte globuleux. Calice à 5 divisions. Corolle bilabiée ; à lèvre supérieure bipartite beaucoup plus courte que l'inférieure, à lèvre inférieure presque tripartite, à divisions linéaires. Étamines réduites à 4 par l'absence de l'étamine supérieure. Ovaire libre, uniloculaire. Style terminal, filiforme. Fruit sec.

La GLOBULAIRE habite les pelouses sèches, les coteaux calcaires, les clairières des bois montueux, qu'elle égaie et anime par l'azur de ses fleurs. On la rencontre fleurie dans les mois de mai et juin.

Cette plante, qui est d'une saveur amère, est un purgatif plus doux que le Séné, moins désagréable, qui opère doucement, sans produire ni irritation, ni malaise, mais qui doit être employé à dose double de ce dernier.

Les propriétés de notre GLOBULAIRE sont à peu près les mêmes que celles de la GLOBULAIRE TURBITH (*Globularia-alypum*). Arbuste élégant, toujours vert, haut de 30 à 70 cent., dont les feuilles, dures, alternes, lancéolées, ressemblent à celles d'un petit Myrte ; les fleurs sont d'un bleu tendre, réunies en tête à l'extrémité des rameaux, semblables à celles de la Jasione. Originaire des contrées méridionales de l'Europe, on rencontre communément cette plante dans les lieux arides et pierreux du Languedoc et des environs de Montpellier. Elle est connue en Provence sous le nom de Turbith blanc ou Séné-des-Provençaux. Les feuilles ont été proposées comme le meilleur succédané indigène du Séné.

Les anciens ne paraissent pas avoir connu les propriétés des GLOBULAIRES. Le nom d'Herbe terrible (*Herba terribilis, Frutex terribilis*), que la GLOBULAIRE TURBITH porta longtemps aux environs de Montpellier, atteste qu'on la regardait comme un purgatif violent. Cette erreur tient, ainsi que cela paraît avoir été démontré par M. Mérat, à ce qu'on a confondu cette GLOBULAIRE avec l'*Alypum* de *Dioscoride*, drastique dangereux, « qui mange, dit ce dernier, et ulcère quelque peu les intestins. »

La GLOBULAIRE vulgaire se prend habituellement en décoction, à la dose de 16 à 40 gr. de feuilles sèches par litre d'eau. L'ébullition doit durer dix minutes, afin que l'eau puisse s'emparer de toutes les parties actives de la plante.

Lorsque l'on fait usage de la GLOBULAIRE TURBITH, on diminue la dose d'un tiers.

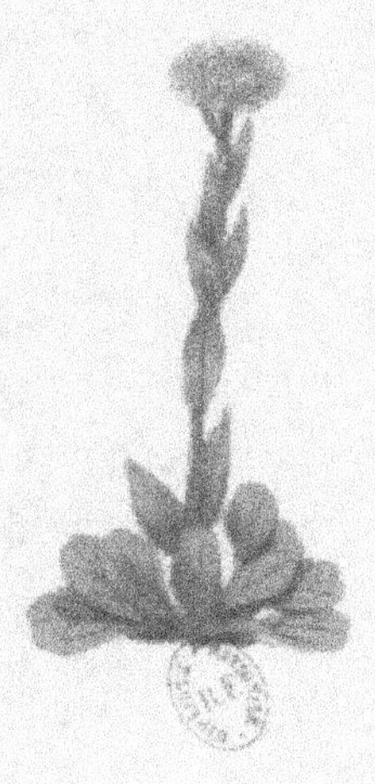

GLOBULAIRE.

GLOBULARIA VULGARIS.

PARIÉTAIRE.

PARIETARIA OFFICINALIS.

Famille des Urticées.

Etym.: Du lat. PARIES (mur, murailles), parce que la plante
croît au pied des murs et dans leurs fissures.

Syn. vulg.: Perce-Muraille, Aumure, Casse-Pierre, Paritoire,
Herbe-des-Murailles, Herbe-de-Notre-Dame, Espargoule,
Vitriole, Panatage, Epinard-de-Muraille, Herbe-à-l'opération,
Herbe-des-Nones, Herbe-du-Verre, Morelle-de-Muraille,
Opératoire, Paritaire, Herbe-sainte-Anne, Helxine.

Plante herbacée, vivace, poussant dans les fentes
des murailles. Tiges nombreuses de 20 à 50 cent., étalées, ascendantes, simples ou rameuses, un peu velues.

Feuilles alternes, pétiolées, entières, ovales, oblongues ou lancéolées. Fleurs verdâtres ou roussâtres, très-petites, polygames, c'est-à-dire mâles et femelles, réunies dans un involucre commun à plusieurs folioles et situées à l'aisselle des feuilles, au nombre de 3 à 5, dont 1 femelle et les autres hermaphrodites. La fleur femelle, qui occupe le centre, est composée d'un calice monosépale à 4 divisions et d'un ovaire libre. Les fleurs mâles, rangées autour, ont 4 étamines incluses, à filets recourbés et élastiques qui se redressent lorsqu'on les touche avec une pointe. Akène ovoïde ou oblong, comprimé, lisse luisant.

La Pariétaire croît dans les fissures des vieux murs, dans les décombres, au voisinage des habitations, où elle fleurit de juin à octobre. Elle est inodore, aqueuse, insipide, un peu mucilagineuse, et contient une assez grande quantité de nitrate de potasse. Son action est émolliente, rafraîchissante et diurétique.

Cette plante était connue des anciens. Elle a été mentionnée par *Dioscoride* sous le non d'*Helxine*. De son temps, on l'appliquait sur les parties où la goutte se faisait sentir; on en ordonnait le suc dans la vieille toux, on en préparait un gargarisme pour les maux de gorge, mais c'est surtout comme diurétique qu'on en faisait usage.

Bien que les modernes ne voient dans la Pariétaire qu'un médicament presque inerte ou agissant comme le Chiendent, la médecine populaire continue à en faire un fréquent usage, soit comme diurétique, pour augmenter la sécrétion urinaire et combattre l'hydropisie ; soit comme émolliente, dans la colique néphrétique, les effections fébriles et les rétentions d'urine.

A l'extérieur, on l'emploie en cataplasmes ou topiques résolutifs.

La Pariétaire recueillie dans les décombres, les fentes des vieux murs, est réputée la plus riche en sel de nitre ; celle qui pousse au bas des murailles est préférable comme émolliente. On la récolte tout l'été.

Fraîche, on en met infuser 20 à 30 gr. dans un litre d'eau, et l'on se procure ainsi une excellente tisane. En décoction, on emploie les mêmes quantités.

Le suc exprimé se prend à la dose de 30 à 100 gr.

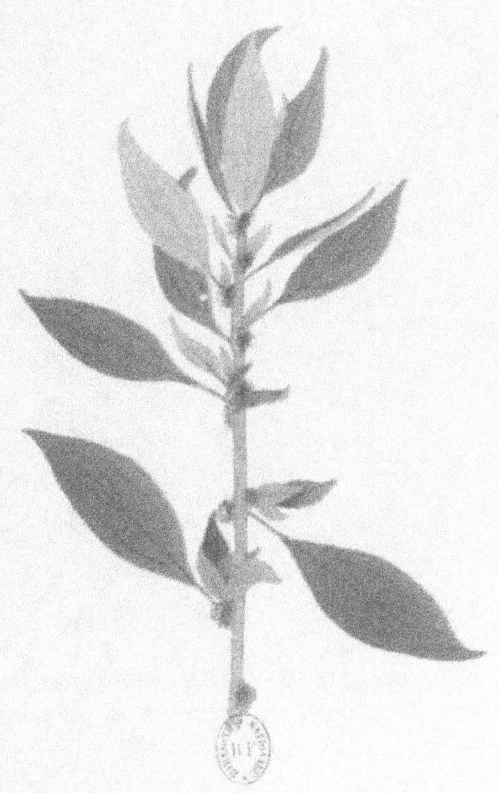

PARIETAIRE.
PARIETARIA OFFICINALIS.

AIRELLE.

VACCINIUM MYRTILLUS.

—

Famille des Vacciniées.

Etym.: Inconnue, bien que le nom de VACCINIUM ait été
employé par les anciens.

Le nom de MYRTILLE OU PETIT MYRTE lui vient de la ressemblance
de ses feuilles avec celles du Myrthe.

Syn. vulg.: Myrtille, Aires, Aradech ou Arudech, Raisin-
des-Bois, Abretier, Abrets, Mouretier, Lucet, Brimballier,
Brimbelle, Gueule-de-Lion-noir, Cousinier, Vaciet, Maceret,
Raisin-de-Bruyère, Mauret ou Moret, Maurette, petit Myrte,
Aires, Aïous, Abret noir.

Sous-arbrisseau de 35 à 70 cent., à tiges dressées ou
ascendantes, rameuses à rameaux grêles, flexibles, à

écorce glabre. Feuilles caduques, d'un vert pâle, glabres, brièvement pétiolées, ovales-aiguës, finement dentées. Fleurs blanches ou rosées, solitaires et pendantes à l'aisselle des feuilles. Calice à 4 dents. Corolle en grelot. Étamines 8-10. Fruits noirs, couverts d'une efflorescence glauque.

L'AIRELLE se trouve dans les bruyères des bois montueux, les lieux ombragés. Elle fleurit en avril-mai et fructifie en juin-juillet. Ses fruits sont acides, légèrement styptiques, tempérants, astringents ; ils rendent d'utiles services dans les inflammations, les maladies bilieuses, et particulièrement dans les dévoiements opiniâtres. Ils offrent une ressource d'autant plus précieuse dans la diarrhée chronique, dit le Dr *Reiss*, que les autres moyens restent souvent sans effet, tandis que celui-ci procure au moins une amélioration momentanée dans les plus graves circonstances, et que, sans jamais être nuisible, il suffit quelque fois pour amener une guérison inespérée. Il administre l'extrait seul, sous forme de pilules de 20 centig., que l'on prend de quatre à six fois par jour.

On rapporte que les baies de l'AIRELLE, prises à la dose de 30 gr., avaient guéri une diarrhée chronique extrêmement grave. Ce remède est d'une telle simplicité que chacun peut l'expérimenter.

Les baies s'emploient encore en infusion, à la dose
de 30 à 60 gr. par kilog. d'eau. Elles servent à préparer
une teinture alcoolique que l'on prétend d'une efficacité
réelle contre la diarrhée, et dont voici la composition :
100 gr. de baies fraîches macérées dans un litre d'eau-
de-vie pendant 20 à 30 jours. Cette liqueur se prend à
la dose d'un petit-verre ordinaire.

L'Airelle, outre ses qualités médicinales, est employée comme tinctoriale. Le suc de ses fruits, mêlé
avec de la chaux, de l'acétate de cuivre, du sel ammo-
niac, donne une belle couleur pourpre, bonne pour la
peinture ; les anciens s'en servaient pour teindre en
pourpre les habillements des esclaves ; si, au contraire,
on le macère avec de l'alun, le suc donne une couleur bleue. Les fruits soumis à la fermentation, avec
une certaine dose de sucre, fournissent une assez
bonne liqueur vineuse ; les marchands s'en servent
pour colorer leur vin et en augmenter la quantité.
Dans les contrées où les Airelles sont abondantes,
les habitants en tirent un parti très-avantageux, ils les
mangent fraîches ou sur des gâteaux, et en font une
sorte de confiture qui se conserve pendant plusieurs
années. Les coqs de bruyère et les faisans sont très-
friands de ces fruits.

Le *Vaccinium vitis Idœa*, connu sous le nom de

Airelle-faux-Abretìer, d'Airelle ponctuée, de Vigne-du-Mont-Ida, d'Airelle rouge, de Myrtille ponctuée, Abret rouge, est remarquable par ses feuilles réticulées, ponctuées en dessous, lisses, dures, ovales, presque entières. Fruits rouges, très-acides. Il croît aux mêmes endroits que le précédent. On a conseillé ses fleurs et ses graines en cataplasme, avec le sel commun, pour résoudre les engorgements des seins.

On fait, avec ses fruits, des conserves, des gelées et même une sorte de vin qu'on estime beaucoup en Allemagne et en Suède.

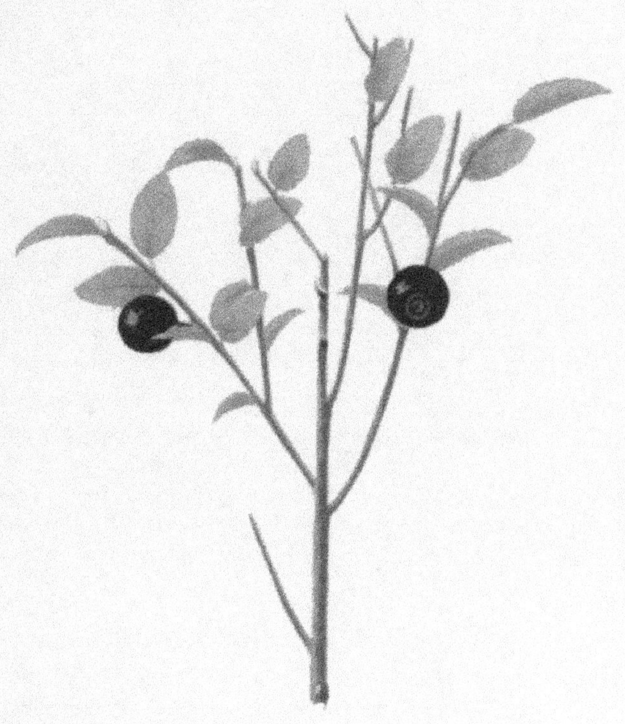

AIRELLE.

VACCINIUM MYRTILLUS.

TROENE.

LIGUSTRUM VULGARE.

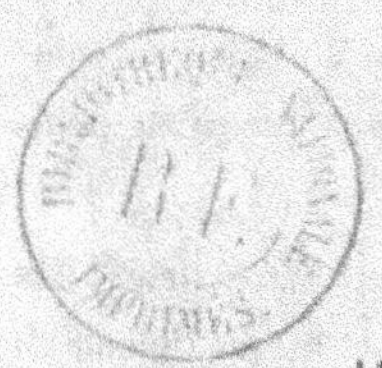

Famille des Oléinées.

Etym.: Ligustrum, de LIGARE, à cause de la flexibilité des
rameaux, qui servent de liens.

Syn. vulg.: Bois-noir, Pruène, Truffetier, Frézillon, Puine-
blanche, Sauvillot, Trougne, Truflier, Verzelle.

Arbrisseau atteignant 2 et 3 mètres de hauteur, ordinairement rameux dès la base, à rameaux flexibles
ordinairement opposés. Feuilles ovales-lancéolées,
brièvement pétiolées, un peu coriaces, glabres, luisantes en-dessus, persistantes. Fleurs blanches, petites,
disposées en panicules pyramidales à l'extrémité des

rameaux. Calice à 4 dents. Étamines 2. Baies se colorant d'un pourpre noir et persistant jusqu'au printemps.

Le Troene croît dans les haies, buissons, lisière des bois ; souvent planté dans les parcs et les jardins ou en haies. Il fleurit en juin-juillet et fructifie en septembre-octobre. Ses feuilles sont amères, détersives et astringentes. Les fleurs, qui sont odorantes, passent pour avoir les mêmes propriétés.

Cet arbrisseau était connu des anciens. Virgile, le prince des poètes latins, comparait l'éclat d'un beau teint avec les fleurs passagères du Troene.

Galien avait reconnu aux feuilles une propriété astringente pouvant servir aux ulcères de la bouche.

Les feuilles et les fleurs sont encore fréquemment usitées dans la médecine populaire, en gargarisme, dans les ulcères de la bouche, l'inflammation et l'excoriation de la gorge et de la luette. Leur décoction avec de l'eau de *forgerons* et un peu d'alun, retenue dans la bouche, passe pour être très-bonne dans le relâchement scorbutique de la gorge.

L'eau distillée du Troene, dans laquelle on dissout un peu de miel rosat et de sel, était recommandée contre la pourriture des gencives. La décoction des feuilles et des fleurs, prise par verres, arrête le crachement de sang, les hémorrhagies et les cours de ventre.

Les fleurs, exposées au soleil dans une bouteille de verre bien bouchée, avec un peu d'huile d'olive, fournissent une liqueur ou plutôt un baume qui était en grande réputation, en Italie surtout, pour guérir les écrouelles et toutes sortes d'ulcères putrides.

Voilà certes une plante qui ne manquait pas de vertus médicinales aux yeux de nos pères et qui, aujourd'hui, semble bien négligée.

Le TROENE se recommande aussi par ses propriétés économiques. Les baies fournissent aux arts une couleur bleuâtre foncé, employée par les enlumineurs ; une couleur noire, avec laquelle les chapeliers fabriquent leur encre ; les marchands de vin en font usage pour frelater leurs boissons, et donner au vin une couleur plus foncée. Outre ces secours que l'homme retire des baies du TROENE, elles forment aussi ces provisions d'hiver que la nature a mises en réserve pour un grand nombre de nos oiseaux.

Sur les feuilles du TROENE se promène cette belle et grosse chenille d'un vert gai, portant sur sa queue une corne relevée, et qui produit un des plus beaux papillons de nos contrées, le Sphynx du Troëne.

« Tous les amateurs de morille, dit *Roques*, ne savent point que cet excellent champignon se plaît au pied du TROENE. Qu'ils aillent se promener par un beau jour d'avril sur la lisière des bois ou dans les jeunes taillis ; qu'ils explorent avec soin les broussailles, qu'ils remuent légèrement les feuilles sèches qui couvrent la terre, ils sentiront les parfums de la morille, et bientôt ils la verront se dessiner en pyramide blonde ou noire. Chemin faisant, qu'ils cherchent aussi autour des jeunes frênes ; la morille aime également à végéter dans leur voisinage. »

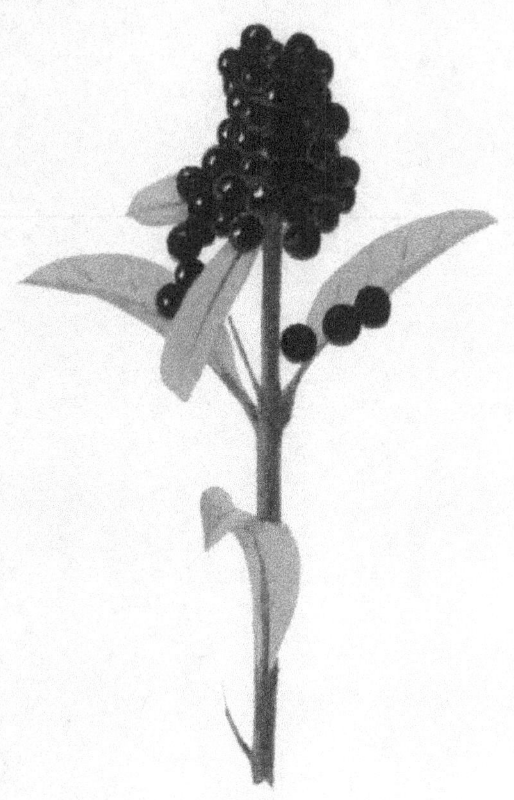

TROENE.

LIGUSTRUM VULGARE.

VULVAIRE.

CHENOPODIUM VULVARIA.

Famille des Chénopodiacées.

Etym. :

Syn. vulg. : Ansérine puante, Ansérine fétide, Herbe-de-Bouc, Arroche puante, Herbe puante, Olivaire, Sénicle, Chénopode puant, Patte-d'Oie fétide.

Plante annuelle de 20 à 50 cent., à tige rameuse-diffuse, couchée. Feuilles pétiolées, les supérieures quelquefois opposées, ovales, entières, d'un blanc cendré et farineuses sur les deux faces. Fleurs ver-

dâtres, en grappes axillaires et terminales dressées,
rapprochées en une panicule compacte au sommet de
chaque rameau. Calice fructifère à 5 sépales, 5 étamines. Graines luisantes, très-fortement ponctuées.

La Vulvaire croît dans les lieux cultivés, dans les
villages, au pied des murs, sur le bord des chemins et
dans les jardins, où elle fleurit de juillet à octobre.
Rien de plus repoussant que l'odeur de cette plante,
qui exhale, surtout par le froissement, une odeur de
poisson putréfié. Les anciens ne paraissent pas l'avoir
décrite. Les botanistes du moyen-âge l'ont placée parmi
les *atriplex*; les uns lui donnent l'épithète de *fœtida*,
d'autres celle de *canina*, dans la persuasion qu'elle
était produite par l'urine des chiens; d'autres enfin
l'ont nommée *Vulvaria*.

La Vulvaire contient de l'albumine, de l'osmazône,
une résine aromatique, une matière amère, soluble à
l'eau et à l'alcool, du sous-carbonate d'ammoniaque
libre; et une grande quantité de nitrate de potasse.
Elle a été recommandée comme anti-hystérique et contre
la plupart des névroses. On l'emploie quelquefois en
infusion, à la dose de 15 à 30 gr. par litre d'eau, mais
son odeur est si désagréable qu'on se contente, en général, d'en faire des décoctions pour lavements, fomentations, injections, ou des cataplasmes que l'on

applique sur le bas-ventre, dans les accidents hystériques,

Tournefort recommandait la teinture des feuilles de
la Vulvaire dans l'esprit de vin, pour guérir la passion
hystérique.

Dans les campagnes, on se sert de la Vulvaire, en
décoction, pour appliquer sur les ulcères putrides et
vermineux des bêtes à cornes, en y ajoutant un peu
d'eau-de-vie ou du vinaigre.

Cette plante, d'après *Duchesne*, teindrait en jaune
citron la laine traitée par un sel d'étain.

VULVAIRE.
CHENOPODIUM VULVARIA.

NARCISSE-DES-PRÉS.

NARCISSUS PSEUDO-NARCISSUS.

Famille des Amaryllidées.

Étym.: Du lat. NARCISSUS, du grec NARCAÔ (assoupir), ainsi dit à cause que l'odeur de ses fleurs porte à la tête (*Littré*).

Syn. vulg.: Narcisse-des-Bois, Narcisse sauvage, Narcisse jaune, Narcisse-à-feuilles-de-poireau, Faux-Narcisse, Aisult, Alaut, Aillot, Porillon, Fleur-de-Coucou, Fleur-de-Chou, Jeannette, Clochette-des-Bois, Chaudon, Chaudron, Coucou, Coquelourde, Marteau, Porion, Zouzinette, Godet, Bonhomme, Trompette-de-Méduse.

Plante bulbeuse, vivace. Tige de 20 à 40 cent., comprimée à 2 angles saillants, uniflore. Feuilles radicales, linéaires, assez larges, obtuses, un peu canaliculées, glaucescentes, ordinairement plus courtes que la tige. Fleurs d'un jaune pâle ou d'un jaune de soufre, grandes, solitaires et penchées sur la hampe, renfermées avant

leur développement dans une spathe monophylle qui
s'ouvre sur le côté et persiste ensuite. Périanthe tubuleux jusqu'à la moitié de sa longueur, où il se divise en
deux limbes, l'extérieur à 6 languettes ovales lancéolées, l'intérieur (couronne) campanulé, lobé au sommet
à lobes inégaux ondulés. Etamines 6, insérées sur le
tube du périanthe à une hauteur variable au-dessous
de la couronne. Style à stigmate ordinairement trilobé.
Capsule subglobuleuse-trigone.

Le NARCISSE-DES-PRÉS se trouve dans les pâturages
ombragés, les bois taillis, où il fleurit en mars et
avril. Les bulbes se collectionnent en tout temps, les
fleurs pendant la floraison. Il y a deux manières de
préparer ces dernières. On les sèche rapidement dans
un four peu chaud, ou bien on les expose à l'humidité,
de manière à ce qu'elles perdent lentement leurs sucs
et prennent une couleur verdâtre. A cette différence
dans la manière de les sécher correspondent des propriétés diverses. Dans le premier cas, elles sont très-
rarement émétiques ; dans le second, au contraire,
cette propriété est très-développée.

Les bulbes, les feuilles et les fleurs de NARCISSE-DES-
PRÉS sont employés en médecine. La saveur des bulbes
est amère, un peu âcre, tandis qu'elle est comme
sucrée et assez agréable dans les fleurs. Bien que classée

parmi les vomitifs, cette plante est plus souvent employée comme antispasmodique, antidiarrhéique et même comme fébrifuge.

Les anciens connaissaient la propriété vomitive des bulbes de Narcisse ainsi que leur action sédative sur le système nerveux. *Pline*, *Dioscoride* et *Galien* en faisaient manger l'oignon cuit ou en faisaient boire la décoction pour provoquer le vomissement.

La racine de Narcisse est si dessiccative, dit *Mathiole*, « qu'elle soude les playes pour grandes qu'elles soient, et que pilée et appliquée avec miel, elle est fort bonne aux dislocations des chevilles des pieds. »

Les fleurs de Narcisse jouissent aussi de propriétés émétiques. Mais ce n'est qu'en 1777 que le hasard fit connaître que ces mêmes fleurs exerçaient une action prononcée sur le système nerveux. Voici à quelle occasion : « Une demoiselle de Valenciennes, vaporeuse et en proie à des convulsions, ayant passé la nuit dans une chambre où se trouvait un grand nombre de fleurs de Narcisse, se réveilla calme et sans avoir été prise de ses attaques. Le docteur *Dufresnoy* fit recommencer l'expérience, qui répondit à son attente, et alors que, trois jours après, les fleurs ayant été retirées, il vit les accidents se renouveler chez la même malade ; il ne put douter des effets du Narcisse. »

Le docteur *Dufresnoy* fit alors préparer un extrait des fleurs qu'il administra dans les maladies convulsives.

C'est encore le hasard qui fit découvrir la propriété antidiarrhéique du Narcisse. *Loiseleur - Deslonchamps* raconte qu'ayant donné comme vomitif, 2 gr. 60 de la poudre de fleurs à une femme qui avait une diarrhée depuis huit jours, celle-ci n'eût aucun vomissement et que son dévoiement cessa pour ne plus revenir.

Ce dernier a également constaté dans le Narcisse une propriété fébrifuge.

Quant au docteur *Cazin*, il nous apprend qu'il l'a adopté dans sa pratique comme vomitif doux et expectorant, analogue à l'Ipécacuanha, et qu'il s'en est bien trouvé dans les affections catarrhales pulmonaires, dans l'asthme, dans quelques diarrhées chroniques et la coqueluche.

Le Narcisse s'emploie en infusion (fleurs), 1 à 3 gr. pour 125 gr. d'eau, par cuillerées, dans la coqueluche.

Poudre (feuilles et fleurs), de 1 à 3 gr. dans de l'eau, contre la diarrhée, la fièvre intermittente.

Bulbes en poudre, de 2 à 4 gr., comme purgatif et vomitif.

Le Narcisse-des-Prés est un médicament utile lorsqu'il est employé avec prudence, mais à haute dose, c'est un poison irritant.

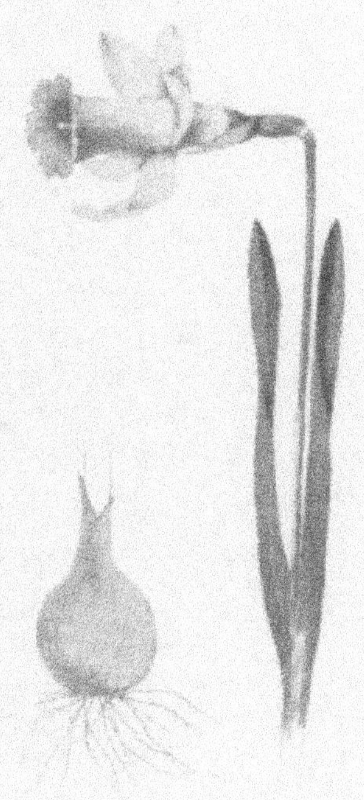

NARCISSE-DES-PRÉS.

NARCISSUS PSEUDO-NARCISSUS.

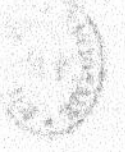

ORTIE BRULANTE.

URTICA URENS.

Famille des Urticées.

Étym.: Du lat. *uro* (je brûle), à cause des piqûres brûlantes
que produisent ses feuilles.

Syn. vulg.: Ortie Grièche, petite Ortie, Ortie piquante, Ortie
folle.

Plante annuelle, de 20 à 50 cent. de hauteur, recou-
verte de poils raides piquants qui se brisent par le
contact. Tige dressée, rameuse ordinairement dès la
base. Feuilles opposées, ovales, profondément dentées,
presque incisées ; stipules libres. Fleurs petites, verdâtres, monoïques, les mâles et les femelles réunies

dans une même grappe. Calice à 4 sépales. Étamines 4. Graines petites.

L'ORTIE BRULANTE est très-commune partout dans les décombres, les lieux habités, le long des murs, où elle fleurit de mai à octobre. On peut la cueillir pendant toute la belle saison pour la dessécher ou s'en servir à l'état frais. Sèche, elle offre encore ses aiguillons, mais ils ne piquent plus. Cette plante est à peu près sans odeur, sa saveur est herbacée, légèrement styptique et astringente. Elle contient une assez forte proportion de nitrate de potasse.

Il est reconnu que le suc d'ORTIE est éminemment utile dans les hémorrhagies internes, dans le vomissement de sang, le saignement de nez, etc. Il a été employé avec succès dans l'hémoptysie et surtout dans les pertes utérines, à la dose de 100 gr. environ, matin et soir, pendant quelques jours.

Les anciens ont su profiter des piqûres produites par les poils ou aiguillons des ORTIES. Si on les examine à la loupe, on voit qu'ils sont creux dans l'intérieur et percés au sommet, qu'à leur base se trouve un tubercule glanduleux d'où suinte une liqueur caustique ; c'est la même organisation que celle de l'aiguillon des guêpes et des dents de vipères. Lorsque l'épine ou aiguillon pénètre dans la peau, le fluide des glandes s'introduit dans la piqûre et cause une sensation brûlante. C'est cette propriété qui a été utilisée pour agir révulsivement sur certaines parties du corps affectées de rhumatismes chroniques, de paralysie, etc. Cette opération, que l'on appelle *l'urtication*, consiste à battre, avec une poignée d'ORTIES fraîches, une région du corps sur laquelle on veut appeler ou produire l'irritation. L'urtication a encore été mise en usage par le libertinage pour réveiller un instant des désirs auxquels succède une atonie encore plus prononcée.

L'infusion et le suc de l'ORTIE BRULANTE ont été conseillés contre les rhumatismes, la goutte, la gravelle, la petite vérole, la rougeole, les catarrhes chroniques, l'asthme humide, etc.

L'infusion ou décoction se prépare à la dose de 30 à 60 gr. par litre d'eau. Le suc exprimé se prend à la dose de 60 à 120 gr.

L'ORTIE DIOÏQUE (*Urtica dioïca*), appelée également GRANDE ORTIE, se rencontre aux mêmes endroits que la précédente. Elle est assez connue pour nous dispenser d'en faire la description.

Ses propriétés médicinales sont les mêmes que celles de l'ORTIE BRULANTE, qu'elle peut remplacer au besoin.

Dans l'économie domestique, on retire de l'ORTIE DIOÏQUE plusieurs services avantageux. La substance filamenteuse que produisent ses tiges, soumise à l'opération du rouissage, procure une excellente filasse, avec laquelle on peut fabriquer des cordes, des toiles, des filets, du papier, etc., et dont on ne saurait nier la solidité, puisque quelques momies d'Egypte, soumises à l'analyse, ont montré que les bandelettes qui les entouraient étaient tissées avec les fils de l'Ortie. Elle est du reste en usage depuis longtemps chez les Baskirs, les Kamtchadales et autres peuples du Nord.

Lorsque les Orties sont tendres et jeunes, elles offrent un aliment assez agréable, mais peu substantiel. Les anciens Grecs les mangeaient au printemps, avant l'arrivée des hirondelles.

Elles sont recherchées par tous les animaux domestiques, surtout par les vaches, dont elles augmentent la quantité et la qualité du lait. Mais il faut reconnaître aussi que ces animaux dédaignent les Orties trop récentes, dont elles redoutent les piqûres. Pour éviter cet inconvénient, il suffit de les laisser faner pendant quelques heures avant de les mêler aux aliments des bestiaux.

L'Ortie peut être encore utilisée au point de vue tinctorial, car on retire de la décoction des feuilles et de la racine, une couleur qui teint en jaune verdâtre.

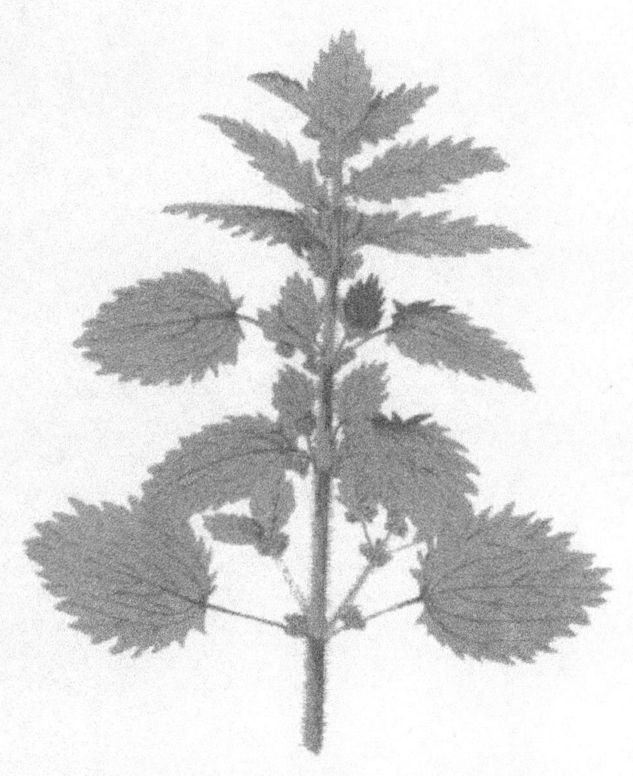

ORTIE BRULANTE.

URTICA URENS.

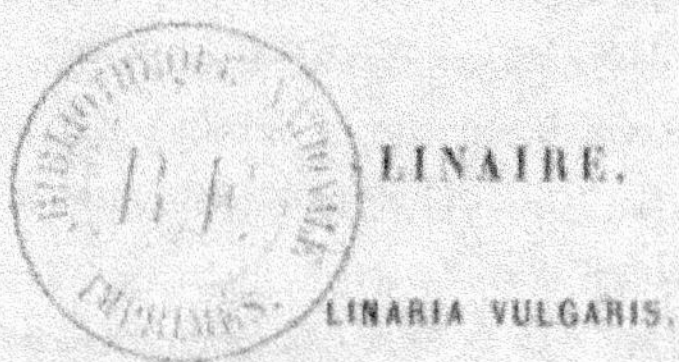

LINAIRE.

LINARIA VULGARIS.

Famille des Scrofularinées.

Etym. De LINUM, à cause de la ressemblance des feuilles de
certaines espèces avec celles des Lins.

Syn. vulg. : Lin-sauvage, Muflier-Linaire, Chasse-Venin,
Coupe-Faucille, Lait-de-Couleuvre bâtard, Pissat-d'Ane.

Plante vivace, haute de 25 à 50 cent. Tiges dressées
ou presque dressées, simples ou rameuses. Feuilles
toutes éparses, très-rapprochées, linéaires, d'un vert
glauque, à nervure moyenne seule très-distincte. Fleurs
en grappes spiciformes compactes. Calice petit, à 5 divisions. Corolle irrégulière, grande, d'un jaune pâle,

à palais d'un jaune safrané, terminée en éperon très-long. Étamines 4, didynames, à anthères bilobées, placées dans la lèvre supérieure de la corolle, 1 style, 1 stigmate obtus. Capsule oblongue-subglobuleuse, contenant des semences noires.

La Linaire se trouve sur le bord des chemins et des champs sablonneux ou pierreux, dans les décombres et les lieux incultes, où elle fleurit de juillet à septembre.

L'odeur de cette plante, bien que peu prononcée, a une tendance à la fétidité ; sa saveur est un peu amère et acerbe, qualités qui s'affaiblissent par la dessiccation.

La Linaire a été autrefois très-employée comme purgative et surtout comme diurétique, ce qui lui a valu de la part des anciens médecins le nom d'*Urinalis*. Suivant *Chomel*, « l'eau distillée de Linaire fait couler, par « les urines, les eaux des hydropiques : la dose est « d'un verre, dans lequel il faut délayer un gros de « poudre d'écorce d'hièble *(Sambucus Ebulus)*. » On l'a aussi conseillée contre les hémorrhoïdes, les maladies dartreuses, etc., aujourd'hui on ne la considère plus que comme un émollient, un peu calmant, peut-être, mais qui doit céder le pas à la plupart des végétaux de cette classe et en particulier à la Jusquiame, lorsqu'il s'agit d'hémorrhoïdes. Nous ne contestons pas les qualités de cette dernière plante, mais on ne la rencontre pas à chaque pas, tandis que la LINAIRE se trouve presque partout, et nous croyons que l'usage d'une plante dont les effets émollients et adoucissants sont reconnus pour apaiser les souffrances que font endurer les hémorrhoïdes, ne doit point être rejeté de la médecine populaire, mais au contraire conservé, ne serait-ce que pour apporter quelques soulagements, même momentanés, à ceux qui sont affligés de cette affection.

La LINAIRE peut être employée en fomentations, en cataplasmes et en onguents.

Le cataplasme se fait avec les feuilles bouillies dans de l'eau, ou mieux encore dans du lait. Il faut 30 à 60 gr. de feuilles par litre d'eau pour préparer une décoction propre à des fomentations. Quant à l'onguent de LINAIRE, en voici la formule : On fait bouillir 4 à 5 poignées de feuilles avec du saindoux ; au moment où la graisse a pris l'aspect d'un beau vert, on y ajoute un jaune d'œuf ; on laisse refroidir, et on garde pour l'usage.

C'est cette préparation anti-hémorrhoïdale qui fut tenue secrète bien longtemps.

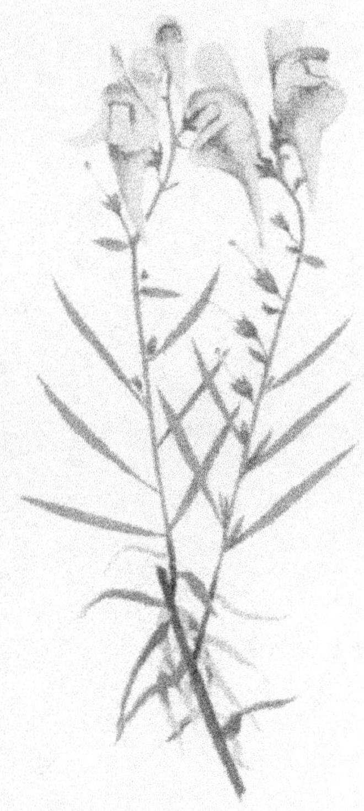

LINAIRE.

LINARIA VULGARIS.

CÉTÉRACH.

CETERACH OFFICINARUM.

Famille des Fougères.

Etym. : CÉTÉRACH , paraît venir de l'arabe.

Syn. vulg. : Dauradille, Doradille, Doradille-d'Espagne , Dora-
dille-Cétérach , Cétérach officinal , Herbe-dorée , Scolopendre
vraie.

Plante vivace à souche cespiteuse. Feuilles nombreuses, disposées en touffe, longues de 5 à 15 cent.,
brièvement pétiolées , pinnatifides , à lobes oblongs,
alternes, arrondis à leur sommet, souvent marqués

sur les bords de crénelures obtuses, vertes en dessus et couvertes en dessous par les écailles nombreuses, roussâtres, scarieuses et luisantes qui recouvrent et masquent les capsules réunies en groupes linéaires.

Le Cétérach croît sur les vieilles murailles, dans les ruines et au milieu des rochers humides. Il fructifie de juin à octobre. Cette plante faisait autrefois partie du genre *asplenium*, où *Linné* l'avait classée, mais elle en a été retranchée parce que les groupes de ses capsules sont dépourvus de véritable tégument, et remplacés par des paillettes scarieuses. C'est au Cétérach qu'est due la dénomination de *Doradille*, imposée en français au genre *asplenium*, et empruntée du nom espagnol *Doradilha*.

Il y a tout lieu de croire que cette plante est l'Asplénion de *Dioscoride* ou l'Asplénion de *Pline*.

Lorsqu'il est desséché, le Cétérach a une odeur agréable et une saveur astringente semblable à celle de la racine de Fougère. Il contient une certaine quantité de mucilage. Son action diurétique a été constatée dans différentes circonstances. Mais c'est principalement contre les maladies du poumon et les affections calculeuses de la vessie qu'il a été vanté.

Toutefois, il paraît aujourd'hui peu employé, excepté

quand on l'associe aux Capillaires, comme légèrement apéritif, pectoral et adoucissant.

Le CÉTÉRACH se prend en infusion, à la dose de 10 à 30 gr. par litre d'eau.

La décoction de la plante dans l'eau de forgeron (où l'on éteint le fer) est un remède populaire contre les engorgements de la rate et l'œdème qui suivent ou accompagnent les fièvres intermittentes.

Les écailles qui se trouvent sous les feuilles et qui ressemblent à une poussière dorée, étaient, du temps de *Matthiola*, employées contre la gonorrhée, à la dose de 2 gr., avec 1 gr. de succin délayé dans un verre d'eau de Plantain.

FIN DU TOME SECOND.

Beauvais. — Typographie D. PÈRE, Imprimeur breveté.

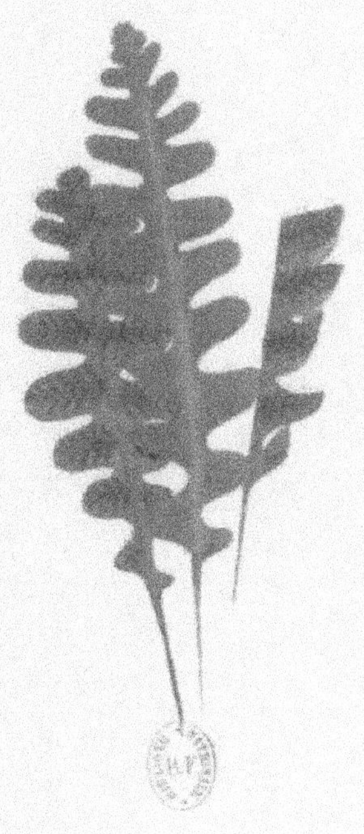

CÉTÉRACH.

CETERACH OFFICINARUM.

TABLE DES PLANTES

DONT IL EST QUESTION DANS LE DEUXIÈME VOLUME.

Nota. — *Les Noms vulgaires sont en minuscules.*

FIN DE LA TABLE DU SECOND VOLUME.

9 782329 264721